Matthias Stiehler
»Partnerschaft zweifach«

AF186457

tredition

Im vorliegenden Buch beschreibt Matthias Stiehler seine Erfahrungen, die er in der Arbeit mit mehreren hundert Paaren gesammelt hat. Neu ist seine Erkenntnis, dass Menschen, die sich in einer länger währenden Partnerschaft befinden, ein identisches Grundthema verbindet. Unter dem Grundthema sind prägende Kindheitserfahrungen zu verstehen, die entscheidend für die Formung der Persönlichkeit sind. Ohne diese Gemeinsamkeit hätte eine Partnerschaft keinen Bestand. Das bedeutet jedoch nicht, dass sie gelingen muss oder die Partner nicht charakterlich verschieden sein können.

Zentrale Begriffe, die in diesem Buch dargestellt werden, sind neben dem identischen Grundthema die »Gleichwertigkeitsbalance« und das »Bewältigungsverhalten«. Zudem ist gerade für Paare in Konflikten wichtig, warum die Fehler des anderen gebraucht werden.

Stiehlers Ausführungen führen weg von den simplen Tipps der Ratgeberliteratur und vermeintlich wissenschaftlicher Versprechungen. Er lädt zur Reflexion der eigenen Persönlichkeit und des Partnerschaftsverhaltens ein. Dabei ist er dem auf der Spur, was mit der oder dem »Richtigen« gemeint ist. Vor allem aber beschreibt er als wesentliche Chance von Partnerschaft die Reifung der eigenen Seele.

Dr. Matthias Stiehler, Jahrgang 1961, ist Theologe, Erziehungswissenschaftler und Psychologischer Berater. Im Amt für Gesundheit und Prävention Dresden leitet er das Sachgebiet Sexuelle Gesundheit. Er ist Vorsitzender des Dresdner Instituts für Erwachsenenbildung und Gesundheitswissenschaft e.V. und führt hier gemeinsam mit seiner Frau, Dr. Sabine Stiehler, Paarberatungen durch. Darüber hinaus ist er Initiator und Mitherausgeber mehrerer Männergesundheitsberichte.
(www.matthias-stiehler.de)

Matthias Stiehler

Partnerschaft ist zweifach

Wie sich Paare finden
und was sie
zusammenhält

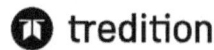

Matthias Stiehler, »Partnerschaft ist zweifach«
© 2023 Matthias Stiehler
www.matthias-stiehler.de
Umschlaggestaltung: Andreas Tampe
Foto: Anja Schneider
Druck und Distribution: tredition GmbH,
An der Strusbek 10, 22926 Ahrensburg, Germany

ISBN Paperback 978-3-347-95879-1
ISBN Hardcover 978-3-347-95880-7
ISBN E-Book 978-3-347-95881-4

Bibliografische Information der Deutschen Nationalbibliothek:
Die Deutsche Nationalbibliothek verzeichnet diese Publikation
in der Deutschen Nationalbibliografie; detaillierte bibliografische
Daten sind im Internet über http://dnb.d-nb.de abrufbar.

Inhalt

Das dritte Buch

Dieses Buch ist mein drittes in einer Reihe von Partner-schaftsbüchern. Das erste: »Partnerschaft ist einfach«[1], be-schrieb die Grundlagen partnerschaftlichen Zusammen-lebens. Partnerschaft wurde als eine gute Möglichkeit aufgezeigt, sich gegenseitig das Leben zu erleichtern, guten und regelmäßigen Sex beziehungsweise überhaupt körper-lichen Kontakt zu haben, füreinander da zu sein und in-nige, tiefe gemeinsame Momente zu erleben. Dass dies in der Realität oft nicht so funktioniert, wie es dem Sinn von Partnerschaft entspricht und wie es sich viele wünschen, überrascht nicht. Zu überzogen sind oftmals die Erwar-tungen an den Partner und an das Zusammensein. Partner-schaft soll ein Glück bringen, das mehr den kindlichen Sehnsüchten entspricht als den realen Möglichkeiten eines erwachsenen Lebens. Tragisch ist dabei, dass mit den ent-täuschten Erwartungen häufig das nicht gesehen und ver-wirklicht wird, was dennoch und ganz real möglich wäre, und was die vier genannten Punkte beschreiben.

Dieser Befund ließ die Frage aufkommen, wie es den-noch gelingen kann, sich aus den Schwierigkeiten partner-schaftlicher Verwicklungen herauszubewegen, ohne gleich das Heil in einer Trennung zu suchen. Ihr widmete sich mein zweites Buch »Partnerschaft geht anders«[2].

In ihm wurde einerseits als normal beschrieben, dass es in einer Partnerschaft zu Krisen kommt. Eine Partner-schaft, die einfach so funktioniert und zugleich glücklich ist, gibt es nicht. Wer darauf hofft, arbeitet auf eine Trennung oder ein Miteinander in Resignation hin.

Doch da es nicht so einfach ist, die beiderseitigen Verwicklungen hinter sich zu lassen, ist es andererseits ebenso normal, Hilfe von Dritten anzunehmen – egal, ob es sich um Hinweise von Freunden, um den Rat von Vertrauenspersonen oder um professionelle Paarberatung handelt. Das Buch war ein Plädoyer dafür, diese Hilfe nicht als Versagen anzusehen.

Ein Spruch auf einem Fenster des Deutschen Hygiene-Museums in Dresden lautet: »Was ist das höchste Glück auf Erden? Gesund zu sein. Nein, gesund zu werden.« Genau so lässt sich auch das Gesunden einer Partnerschaft verstehen. Wenn es eine einfach so funktionierende Partnerschaft – außer vielleicht in den ersten Monaten des Verliebtseins – nicht gibt, dann besteht die Kunst des Miteinanders im beiderseitigen Wachsen an den Herausforderungen, die ein gemeinsames Leben zweier unterschiedlicher Menschen mit sich bringt.

Das dritte Buch in diesem Zyklus richtet nun den Blick stärker auf den Einzelnen, auf sein Projekt im Gemeinsamen einer Partnerschaft. Dieses Thema ergibt sich aus der schlichten Erkenntnis, dass es stets um das jeweils eigene Leben der beteiligten Menschen geht. Das wird schon bei der Partnersuche deutlich, in der jeder seine Wahl *für sich* trifft. Noch deutlicher wird es bei einer Trennung. Die Partnerschaft gilt dann nicht mehr, es zählt der Einzelne. Doch auch jenseits der Anfangs- und Endpunkte spielt für beide Partner die eigene Lebensverwirklichung auch innerhalb einer Zweierbeziehung die zentrale Rolle. Eine Partnerschaft ist unter diesem Blickwinkel Mittel zum Zweck für ein eigenes gutes Leben, auch wenn mir selbst dieser Satz in seiner trockenen Nüchternheit nicht sonderlich gefällt.

Natürlich können wir den Wert einer Partnerschaft nicht hoch genug einschätzen. Sie gibt uns in unserer heutigen Zeit, die von einer Unzahl individueller Lebensmöglichkeiten geprägt ist, immer noch mehr als andere die Chance einer nahen und erfüllten Beziehung. In ihr lässt sich eine emotionale Intimität verwirklichen, die andere soziale Kontakte so nicht ermöglichen können. Eine Partnerschaft bietet – zumindest potenziell – eine Sicherheit, die sowohl der generativen Aufgabe, also der Zeugung und Erziehung von Nachkommen, als auch der alltäglichen Lebensführung dient. Wir brauchen Zweierbeziehungen, weil sie unser Herz erreichen, weil sie das Leben lebenswerter machen und unser Potenzial stärker fördern und herausfordern können.

Doch wenn wir diese letzten Sätze, die als Lobpreisung von Partnerschaft zu verstehen sind, noch einmal aufmerksam lesen, dann erkennen wir, dass all diese Vorteile aus Sicht der beteiligten Individuen real werden. In der Partnerschaft verwirklicht sich der Einzelne.

Ich werde im Folgenden darstellen, dass das nicht nur die bewussten Interessen der Beteiligten betrifft, sondern auch sehr viel mit den seelischen Verletzungen und Sehnsüchten nach Heilung und einem glücklichen Leben zu tun hat. Partnerschaft ist so immer auch eine Reise zum Grund der eigenen Seele. Dabei offenbaren sich überraschende Tatsachen, die mit dem Suchen und Finden eines passenden Partners zu tun haben. Es geht um das Wesen partnerschaftlicher Liebe, um die Frage, ob es »den Richtigen« oder »die Richtige« gibt, ob die Fehler des anderen eine wichtige Funktion haben und ob das Miteinander die Seele reifen lässt. Kurz gesagt: Es geht in diesem Buch um die Frage, was Partnerschaft in der Tiefe bestimmt und worin dabei die Intention und der Gewinn für den Einzelnen bestehen.

Natürlich geben auch diese innerseelischen Mechanismen keine Garantie, dass Partnerschaft gelingt. Aber sie sind dafür die Voraussetzung und die Chance des Gelingens erhöht sich, wenn man sie erkennt und vor allem anerkennt. Davon handelt das folgende Buch.

Nun möchte ich die folgenden Ausführungen nicht gleich zu Beginn zu rosig malen. Zu viele falsche und überzogene Versprechungen kursieren bereits auf dem Markt der Paarliteratur. Sicher tragen Partnerschaften ein positives Potenzial für all diejenigen in sich, die sich darauf einlassen. Das ist die Grundbotschaft dieses Buches. Und dennoch können eigene Lebenswege und individuelle Notwendigkeiten dieser Chance entgegenstehen. Auch das soll in diesem Buch angesprochen werden. Manchmal gibt es Mächte des Faktischen, die sich nicht einfach wegdiskutieren lassen. Gerade dann zeigt sich, dass individuelle und partnerschaftliche Entwicklungswege nicht übereinstimmen *müssen*.

Ich möchte Sie mit diesem Buch also einladen, sich auf eine Entdeckungsreise zu begeben. Partnerschaft ist in all ihren jeweils konkreten Ausprägungen keine Garantie, dass sich unsere Wünsche an das Leben erfüllen. Aber sie ist eine großartige Möglichkeit, sich selbst kennenzulernen. Mein Plädoyer ist, dass es so möglich wird, sich nicht nur von den Ereignissen treiben zu lassen, sondern das eigene Leben bewusster in die Hand zu nehmen und zu gestalten. Und das lohnt sich allemal.

Muster, die Paare zusammenführen

Zunächst möchte ich Ihnen – quasi zum Anwärmen – ein erstes Beispiel aus unserer Beratungspraxis vorstellen und an ihm die wesentlichen Muster aufzeigen, die Paare zusammenführen. Ich werde diese Muster nur kurz benennen, um Ihnen das Themenspektrum, um das es bei Partnerschaften geht, zu eröffnen. Sie sollen eine Ahnung bekommen, auf was Sie sich beim Lesen dieses Buches einlassen. Die Muster werden dann im Verlauf des Buches eingehend erläutert.

»Die Wanderung«
Ein Paar. Er arbeitet im Management eines Unternehmens. Sie ist ebenfalls Akademikerin und arbeitet im Öffentlichen Dienst. Doch trotz ihrer Berufstätigkeit steht sie im Schatten seiner erfolgreichen Karriere. Sie haben ein Kind, vier Jahre alt, und sind seit fünf Jahren verheiratet. Die Frau ist 37, der Mann 43. Sie kommen in die Paarberatung, weil sie ihre Partnerschaft in einer schweren Krise sehen. Insbesondere der Mann gibt von Beginn an bekannt, dass er nicht weiß, ob er die Ehe überhaupt noch fortsetzen will. Dafür möchte er erst einmal verstehen, was und warum alles passiert ist. Das ist seine Motivation für die Paarberatung. Die Frau möchte dagegen die Paarberatung nutzen, um die Ehe zu retten. Sie möchte sie auf jeden Fall fortsetzen.

Von Beginn an fällt das unterschiedliche, ja entgegengesetzte Auftreten beider auf. Die Frau ist voller Selbstvorwürfe. Sie klagt, dass sie zu wenig Selbstvertrauen hat.

Sie war auch schon in Psychotherapie deswegen. Der Mann dagegen weiß, dass er gut in der Welt steht und das Leben führt, das er sich so gewünscht hat, besonders beruflich. Es käme ihm nie in den Sinn, sich nicht als selbstbewusst und erfolgreich zu sehen.

Sie schildern ihren Konflikt: In einem Urlaub kommt es während einer Wanderung zwischen beiden zu einer Auseinandersetzung. Er hatte nicht beachtet, dass die Route für das Kind zu anspruchsvoll ist. Als das beim Wandern klar wurde, kam es zu einem heftigen Streit. Er war nicht der Meinung, dass er etwas falsch gemacht hätte. Am Ende aber gab er nach. Infolgedessen bestand zwischen ihnen über einen Monat »Funkstille«. Der Alltag lief wie gewohnt weiter, aber der Mann sprach über das Nötigste hinaus nicht mit seiner Frau. Im Rückblick sagte er, dass er es nicht ertragen konnte, dass sie sich durchgesetzt hat.

Anfangs nahm sie sein Schweigen hin, aber zunehmend litt sie darunter. Sie bat ihn, mit ihr zu sprechen, aber er konnte einfach nicht über seinen Schatten springen. Auf ihrer Arbeit machte ihr gerade in dieser Situation ein Arbeitskollege Avancen. Sie ließ sich darauf ein und hatte mit ihm eine kurze Affäre. Ein einziges Mal schliefen sie miteinander. Dann aber beendete sie die Affäre mit schlechtem Gewissen. Die Situation mit ihrem Mann entspannte sich auch wieder.

Nach einiger Zeit bekam sie jedoch mit, dass sie schwanger ist. Sie wusste nicht, wer der Vater ist. Es konnte ihr Mann, aber auch ihre Affäre sein. Sie hatte sich ein zweites Kind gewünscht, aber mit dieser Ungewissheit wollte sie es nicht. In ihrer Verzweiflung entschied sie sich für eine Abtreibung. Dabei sagte sie ihrem Mann zwar, dass sie schwanger sei. Sie teilte ihm aber zugleich ihre

Entscheidung für eine Abtreibung mit. Ihr Mann verstand nicht, warum sie sich allein und so endgültig entschieden hatte. Aber letztlich akzeptierte er das, wenn auch mit untergründigem Ärger.

Erst nach Wochen, als sie die Situation nicht mehr aushielt, gestand sie ihm die Affäre und die Unsicherheit, von wem sie schwanger geworden war. Der Mann wollte sich daraufhin trennen, weil er sich nicht vorstellen konnte, ihr das zu verzeihen. Allerdings wollte er auch verstehen, wie es dazu gekommen war. Denn alles, was zuvor geschehen war, rechtfertigte für ihn nicht ihr Verhalten.

Wenn Ihnen dieses Beispiel mit all seiner Dramatik beim Lesen etwas fremd vorkommt und Sie das Verhalten der beteiligten Personen im ersten Moment nicht so recht verstehen können, ist das durchaus normal. Es ist eben nicht Ihr eigenes Leben. Von außen betrachtet ist es relativ leicht, andere Verhaltensmöglichkeiten zu sehen, die nicht in so eine Verstrickung des Paares geführt hätten.

Aber das Paar schaut eben nicht von außen auf die Situation. Die Beteiligten handeln mitten im Geschehen. Und so zeigt sich ein Verhalten, das mit den individuellen seelischen Verfassungen der Frau und des Mannes und ihrem beiderseitigen Zusammenspiel zu tun hat. Daher ist natürlich jedes Beispiel partnerschaftlichen Agierens ganz speziell und für die Betrachter nicht immer zu einhundert Prozent nachzuvollziehen. Es lässt sich daher fragen, warum ich solch ein ganz individuelles und zudem recht dramatisches Beispiel an den Anfang meines Buches gestellt habe.

Wir können die Frage aber auch umkehren: Glauben Sie, dass ein Beispiel aus Ihren Partnerschaftserfahrungen wirklich so ganz anders wäre? Auch Ihre Innenwahrnehmung der Partnerschaft wird sich von einer Außenbetrachtung unterscheiden. Das gilt für Konflikte in besonderer Weise. Hier stellt sich das eigene Verhalten stets zwangsläufiger dar. Das ist normal, auch wenn von außen betrachtet diese Zwangsläufigkeit nicht immer nachzuvollziehen ist.

Doch bei aller Einzigartigkeit der Beteiligten und somit auch des Paares, gibt es dennoch allgemeingültige Muster, die das Zusammenleben bestimmen. Es handelt sich um ein Art Gerüst, in dessen Rahmen wir letztlich alle handeln und unsere Eigenheiten ausleben. Das Gerüst ist dabei weder gut noch schlecht, sondern eine schlichte Tatsache. Und um diese Muster geht es in diesem Buch. Daher habe ich auch das Eingangsbeispiel gewählt, weil sie sich in ihm sehr gut erkennen lassen. Das Beispiel ermöglicht mir die wesentlichen Themen, die eine Partnerschaft ausmachen, in aller Kürze zu benennen. Ich hoffe, dass Sie dadurch neugierig werden. Und sie brauchen nicht nervös werden, wenn Ihnen die folgenden Absätze noch zu wenig Erläuterungen bringen. Sie dienen als eine Art Übersicht. All die Themen werden später ausführlich behandelt.

An dem vorgestellten Paar wird aber zugleich anschaulich, zu welchen dramatischen Folgen vergleichsweise harmlose Ursachen führen können. Das passiert häufig dann, wenn wir die Muster missachten beziehungsweise nicht wahrhaben wollen und wenn wir unsere jeweils eigenen Anteile an den Konflikten zu wenig beachten. Neben der allgemeinen Neugier soll Sie das Buch also auch für das eigene Partnerschaftsverhalten sensibilisieren.

Beispielhaft zeigen sich hier zwei Menschen, die sich in ihrer jeweils ganz eigenen Art in dem Konflikt verhalten.

Der eine handelt in der eigenen Logik und der andere in der seinigen. Das ist eine Binsenweisheit, eigentlich zu banal, um in einem Buch erwähnt zu werden. Und dennoch verlieren wir diese schlichte Tatsache im Leben häufig aus dem Blick. Insbesondere, wenn wir selbst in einem Partnerschaftskonflikt stecken. Dann gehen wir meistens davon aus, dass der andere dieselben Voraussetzungen hat, wie man selbst, die gleiche Art, die Welt zu sehen, das gleiche Repertoire an Verhaltensweisen und Empfindungen. Man versteht nicht, warum der andere so ganz anders tickt. Dabei ist das einfach zu verstehen. Es handelt sich halt um zwei verschiedene Menschen. Und der Blick von außen auf das Beispiel macht diese bekannte Tatsache einmal mehr deutlich.

Die Betrachtung von außen zeigt aber noch anderes. Zum Beispiel, dass es zwischen den Partnern bei aller Unterschiedlichkeit in ihrem Handeln beziehungsweise gerade *durch* ihre Unterschiedlichkeit ein Zusammenspiel gibt. Damit sich die Situation so wie beschrieben zuspitzt, müssen beide ihren Teil hierzu beitragen. Einem allein wäre das so nicht gelungen. Sie müssen sich ergänzen.

Sein Schweigen bringt sie in Not. Ihre Affäre aber verstärkt die Krise. Aus einem anfänglichen, eher harmlosen Streit entwickelt sich eine Tragödie. Beide tun das ihrige, um es in der beschriebenen Weise eskalieren zu lassen.

Und auch, wenn dieses Beispiel so dramatisch ist, dass es zu einer Trennung der beiden führen könnte, zeigt sich das Zusammenspiel in einer Partnerschaft nicht nur an der Dramatik. Paare praktizieren es immer, egal ob im Guten oder im Schlechten. Es handeln stets beide und sie sind dabei auch stets aufeinander bezogen. »Das hatte nichts mit dir zu tun, Schatz.« ist eine der unsinnigsten Aussagen innerhalb einer Partnerschaft.

Der Blick von außen auf dieses Beispiel zeigt aber auch, dass beide Partner in all ihrer Unterschiedlichkeit dann doch nicht so verschieden sind. Beide sind in einer ähnlichen Weise verletzbar, beide kämpfen in ähnlicher Weise dagegen an. Der Mann mag selbstbewusst erscheinen. Aber, wie sein beleidigtes Schweigen in dem Beispiel zeigt, hat er in der Tiefe ein ebenso geringes Selbstbewusstsein wie seine Frau. Ich nenne das die Gleichwertigkeits-balance, die eine zumindest länger andauernde Partner-schaft zwangsläufig ausmacht. Sie bezieht sich auf die innerseelische Verfasstheit der Partner. Es gibt in einer längeren Partnerschaft nicht den einen Besseren und den anderen Schlechteren.

Es gibt allerdings noch eine weitere Gemeinsamkeit, die Menschen zusammenfinden lässt: Beide haben ein gleiches zentrales Thema, das sie aus ihrer Kindheit mitbringen. Ich bezeichne es als das »Grundthema«, das eine zentrale Bedeutung für die jeweilige Partnerschaft hat. Das lässt sich im Alltäglichen meist nicht sofort erkennen, sondern erschließt sich erst in einer Paarberatung, in der beide mit ihrer Kindheitsgeschichte wahrgenommen werden. Daher wird dieses Phänomen selten gesehen, nicht einmal von den Paaren selbst. Ich werde diesen sehr interessanten und für das Verstehen einer Partnerschaft zentralen Punkt an zahlreichen Beispielen ausführen und dabei auch noch einmal auf dieses zurückkommen.

Und noch etwas wird deutlich, auch wenn es im ersten Moment ebenfalls nicht so offensichtlich ist: Beide brauchen einander – und zwar so, wie der andere jeweils ist. Sonst würde es miteinander nicht funktionieren. Die

Partner wären längst auseinandergelaufen. Und das Beeindruckende daran ist, dass sich beide eben nicht nur in ihren Sonnenseiten so brauchen, wie sie sind. Es sind auch die Schattenseiten, die zueinander passen. Jeder *braucht* die Fehler des anderen.

Zugegebenermaßen ist dieser letzte Punkt ebenfalls nicht leicht zu verstehen. Wenn ich ihn in Gesprächen oder Beratungen äußere, werde ich erst einmal verständnislos angeschaut. Die Streitereien und Konflikte entzünden sich doch gerade an dem, was der andere real oder vermeintlich falsch macht. Wenn dieser sich endlich ändern würde und seine Fehler abstellt – so die Meinung des Partners – stünde einer glücklichen Partnerschaft nichts mehr im Weg. Aber das ist eben eine Illusion, wie ich im weiteren Verlauf meiner Ausführungen schildern werde.

Um diese dargestellten Muster soll es in dem Buch gehen. Denn sie sind von entscheidender Bedeutung für die Partnerschaft, aber ebenso für das Verständnis seiner selbst. Sie ergeben sich nicht nur bei diesem einen Paar in unserem Eingangsbeispiel. Sie betreffen jedes Paar. Dabei ist es egal, ob es mehr glücklich und zufrieden ist oder unglücklich, zänkisch und resigniert. Auch Sie, die Sie diese Zeilen gerade lesen, werden von diesen Mustern bestimmt – zumindest, wenn Sie Partnerschaftserfahrungen haben. Und ich, der ich ein Buch darüber schreibe, lebe dieses Verhalten in meiner Ehe ebenso.

Ich möchte die Punkte noch einmal zusammenfassen, da sie die Grundlage dafür sind, wie Beziehungen insgesamt und insbesondere Partnerschaften geführt und gestaltet werden: Alle beteiligten Personen bringen die jeweils eigenen Erfahrungen ein und handeln danach. Zentral dabei ist das lebensgeschichtliche Grundthema, das bei beiden gleich ist. Sie entwickeln auf dieser Grundlage ein Zusammenspiel in ihrer Partnerschaft. Voraussetzung ist, dass beide in ihrem seelischen Vermögen gleichwertig sind. Sonst hätte die Paarbeziehung über ein paar Wochen hinaus keinen Bestand. Diese Aussage gilt auch für Paare, die in einer unglücklichen Beziehung leben. Und schließlich müssen wir auch davon ausgehen, dass die Partner einander brauchen – und zwar nicht nur in dem, was sie aneinander lieben, sondern auch in dem, was den einen am anderen stört.

Erwachsene Beziehungen

In einem Männerworkshop fragte ich die Teilnehmer nach ihren Träumen von einer Partnerschaft. Die folgenden Punkte wurden genannt, einige davon mehrfach: Füreinander da sein / sexuelle Verfügbarkeit / Elternwerden / Stabilität, Sicherheit / Kinder und Partnerschaft / Gemeinsames schaffen / Wertschätzung / Intimität und Offenheit / Leidenschaft in einer Partnerschaft / gegenseitiges Bremsen / Spontanität / Gespräche / Begrenzungen in einer späten im Leben zustande gekommenen Partnerschaft akzeptieren / Der Angst entgehen, im Alter allein zu sein / man träumt von allem / sich in einer Partnerschaft nicht verbiegen zu müssen.

Die Stichworte in dieser Liste sind zufällig. In einer anderen Gruppe mögen manche dieser Punkte ebenso genannt werden, andere nicht und wieder andere, die hier nicht erscheinen, wären zusätzlich aufgeführt. Es ließe sich auch darüber nachdenken, ob die genannten Punkte darauf hinweisen, dass es sich um eine Gruppe von Männern handelte. Würden Frauen vielleicht grundsätzlich anderes sagen? Vielleicht. Aber das spielt an dieser Stelle keine Rolle. Denn mir geht es jetzt nicht darum, jeden dieser Punkte detailliert zu betrachten. Ich möchte einen Schritt tiefer gehen und das Fundament anschauen, das diese Wünsche entstehen lässt.

Wir neigen dazu, uns bei der Frage, wie Partnerschaften geführt werden, vor allem auf die geschlechtsspezifischen Unterschiede zu konzentrieren. Sie scheinen oftmals eine einleuchtende Erklärung für die Schwierigkeiten und Frustrationen zu geben, vor die die Partner manches Mal in ihrem Alltag gestellt sind. Die Partnerschaftsliteratur füllt zu diesem Thema viele Regale und zahlreiche Comedyprogramme widmen sich den realen oder auch nur vermeintlichen Unterschieden von Frauen und Männern. Dadurch wird so vieles verstehbar, was an Missverständnissen und Ärgernissen passiert – meint man.

Ich habe schon viele gleichgeschlechtliche Paare beraten. Ihre Probleme, an denen sie verzweifelten und gar zu scheitern drohten, waren denen der heterosexuellen Paare erstaunlich gleich. Aber ein Unterschied war dann doch offensichtlich. Wenn die Partner mal wieder frustriert waren, fehlte homosexuellen Paaren eine Erklärungsfolie für das so andere und unverständliche Verhalten ihres Partners, die heterosexuelle Paare ganz schnell haben. Hier können die Frauen sagen: »Männer sind eben anders.« Und die Männer können abwinken: »Frauen ebenso.« Diese beruhigende Erklärung steht gleichgeschlechtlichen Paaren nicht zur Verfügung. Wenn sie, wie es bei ihnen ebenso passiert, immer mal wieder vor der verzweifelten Frage stehen, warum der Partner so ganz anders tickt und einen einfach nicht verstehen will, dann können sie es nicht auf die geschlechtsspezifischen Unterschiede schieben. Dies ist nach meinen Erfahrungen der einzig wirkliche Grund, warum es homosexuelle Paare in der Partnerschaft wirklich schwerer haben. Ihnen fehlt die Beruhigung der vermeintlich einfachen Erklärung.

Nun möchte ich nicht in Abrede stellen, dass Frauen und Männer in manchen Punkten wirklich unterschiedlich denken und handeln. Und manche der verschiedenen Sicht- und Verhaltensweisen machen das Zusammensein sicher nicht einfacher. Sexualität, Erwartungen an die Aufmerksamkeit des Partners, Kindererziehung und anderes mehr sind Felder, in denen zwischen Frauen und Männern neben Gemeinsamkeiten häufig geschlechtsspezifische Unterschiede deutlich werden. Diese haben in Rollenbildern, in der familiären Sozialisation, aber eben auch in der Biologie ihren Ursprung.

Für die wirklichen Ursachen von Konflikten in einer Partnerschaft spielt das jedoch keine zentrale Rolle. Denn hinter dem Handeln in einer Partnerschaft, in den Erwartungen an den Partner, den Wünsche und Enttäuschungen stehen letztlich die gleichen Sehnsüchte und Frustrationen – egal, ob Mann oder Frau. Sie wollen ein glückliches oder zumindest ein zufriedenes Miteinander gestalten. Und die Enttäuschung resultiert nicht aus der Unterschiedlichkeit der Geschlechter, sondern aus der bitteren Erfahrung, dass es oft doch nicht so funktioniert wie gewünscht.

Unterschiede können gleichermaßen förderlich wie hinderlich sein. Ich jedenfalls glaube nicht, dass ich mit einem Partner, der mir charakterlich zu sehr gleicht, wirklich gut zurande käme. An der Aufzählung der Partnerschaftsträume am Anfang dieses Kapitels ist daher auch nicht wichtig, dass es Männer waren, die die Punkte nannten. Es ist vielmehr die Mischung aus erwachsenen und kindlichen Vorstellungen, die für solche Aufzählungen von Partnerschaftsträumen charakteristisch ist und die sie interessant macht. Und die ist zwischen Frauen und Männern auch dann nicht viel anders, wenn verschiedene Begriffe genannt werden.

Die zentrale Idee von Partnerschaft ist das erwachsene Miteinander. Und das hat zuallererst eine biologische Grundlage. Es geht um das Generative, um die Weitergabe unserer Gene. In unserer modernen Gesellschaft sprechen wir oft nicht so gern von einem biologischen Auftrag. Es widerspricht unserer Vorstellung, dass wir in unserem Handeln frei bestimmt sind. Aber dennoch ist der Kinderwunsch für viele Menschen nicht nur wichtig, sondern ist mit der eigenen Vorstellung von einem erfüllten Leben unauflöslich verknüpft. Das ist kein Wunsch unter anderen. Das können vermutlich selbst diejenigen bestätigen, die sich gegen ein Kind entscheiden. Für viele Menschen ist der Wunsch nach Kindern jedenfalls ein wesentliches Motiv, eine Partnerschaft einzugehen. Die Evolutionsbiologie bestätigt das, indem sie zahlreiche Mechanismen der Partnerwahl aufgedeckt hat, die in einem Abgleich der Gene bestehen. Zum Beispiel Körperformen und Gerüche.

Neben dem generativen Aspekt der Partnerwahl gibt es weiterführende Impulse, die zur erwachsenen Seite von Partnerschaft gehören. So ist Sexualität mit der Fortpflanzung verknüpft, umfasst jedoch mehr. Sie ist ein Beispiel für all das, wie sich Menschen im erwachsenen Sinn guttun und das Leben lebendiger gestalten können: körperliche Nähe, gemeinsames Lusterleben, Beziehungspflege.

Darüber hinaus ist aber auch die Gestaltung von Sinn in unserem Leben zu nennen. Kinder gehören hierzu, aber auch die Verwirklichung anderer Projekte gleich welcher Art – berufliche, ehrenamtliche oder auch auf ganz privater Ebene. Es geht bei ihnen um das menschliche Bedürfnis, nicht nur dumpf vor sich hinzuleben, sondern das eigene Leben und die soziale Welt aktiv zu gestalten. Und hierbei spielen erwachsene Beziehungen eine zentrale Rolle. Sie können auf der Sach- oder Geschäftsebene stattfinden. Es können Freundschaften oder familiäre Bande sein. Außer, wenn man sich für eine Einsiedelei entscheidet, leben diese Projekte stets von gegenseitigen Unterstützungen oder gar vom gemeinsamen Tun.

Eine Partnerschaft bietet hierbei besondere Möglichkeiten. Sie unterscheidet sich durch ihre Nähe und Intensität von anderen Beziehungen. Ihr gegenseitiges Unterstützungspotenzial ist besonders groß und bei der Kindererziehung in den allermeisten Fällen explizit darauf angelegt. Und auch hier kann es sowohl um gemeinsame Projekte als auch um die alltägliche und hier besonders intensive gegenseitige Unterstützung gehen. Partnerschaften sind so oftmals die Basis für die eigenen Aktivitäten – zumindest sollten sie es sein. Ich hatte das in meinem Buch »Partnerschaft ist einfach« als »Die gegenseitige Erleichterung des Lebens« beschrieben und es als eine der beiden wichtigsten Aufgaben einer Partnerschaft charakterisiert.

Die gegenseitige Unterstützung bei der Lebensgestaltung ist ein wesentliches Merkmal erwachsener Beziehungen. Um gut zu leben und dabei den eigenen Bedürfnissen nach Sinn und Lebendigkeit nachkommen zu können, braucht es andere Menschen. Es handelt sich im erwachsenen Leben um eine Art Geschäft, um ein Geben und Nehmen zum beiderseitigen beziehungsweise allseitigen Vorteil. Diese Nüchternheit ist Zeichen reifer Persönlichkeiten und eines erwachsenen Miteinanders. Für eine Partnerschaft gilt dies in besonderer Weise. Es ist ein Vertrag, der das Leben zweier Menschen eng aufeinander bezieht, und er bedarf klarer, möglichst eindeutiger Absprachen. Es geht im Letzten um die Verwirklichung des jeweils einzelnen Lebens und dafür braucht man einander. Wenn der gegenseitige Vorteil bewusst gestaltet wird und nicht die Illusion aufkommt, »der eine sei für den anderen da«, ist eine Partnerschaft lohnenswert und, wie es ich es gern feststelle, eine einfache Angelegenheit.

Kinderseelen

Aber da sind die Illusionen. Da ist der Wunsch, mehr als die erwachsene Begegnung, mehr als die gegenseitige Unterstützung zu bekommen. In der Aufzählung der Partnerschaftsträume im vorangegangenen Kapitel lassen sie sich immer dort finden, wo die realen Begrenzungen, wo die Nüchternheit erwachsener Beziehungen nicht beachtet wird. Das fällt zunächst gar nicht so auf. Was spricht gegen die Vorstellung, man solle in einer Partnerschaft »füreinander da sein«? Das lässt sich gut mit der beschriebenen Charakteristik erwachsener Beziehungen in Einklang bringen. Aber es fehlt in dieser Aussage eben auch die Begrenzung, die im Füreinanderdasein zwangsläufig gegeben ist. So schleicht sich still und heimlich die Illusion ein, der eine könne für den anderen unbegrenzt und bedingungslos da sein. Und auch wenn das Paare in einem Gespräch zumeist relativieren, also durchaus »vernünftig« sind, ist Enttäuschung im realen Leben Ausgangspunkt für endlose Streitereien.

Durch zu große Erwartungen an den anderen wird eine Partnerschaft komplizierter, denn sie entspringen dem kindlichen Selbst. Um es ganz einfach zu beschreiben: Jeder Mensch trägt Defizite und Verletzungen in sich, die ihren Ursprung in Kindheitserfahrungen haben. Die Hoffnung ist nun, dass gerade in einer so engen und auf Intimität angelegten Beziehung die kindlichen Defizite gestillt und die Verletzungen geheilt werden. Diese tiefe Sehnsucht ist meist nicht einmal bewusst. Aber allgegenwärtig ist sie allemal. Das bedeutet, dass sich in einer Partnerschaft nie nur zwei erwachsene Menschen begegnen, sondern stets auch zwei Kinderseelen. Kompliziert wird es dann, wenn diese beiden Ebenen vermischt und kindliche Bedürfnisse scheinbar erwachsen ausagiert werden. Man könnte sagen: Wenn die Kinderseelen die erwachsene Ebene okkupieren, statt dass die erwachsenen Menschen Verantwortung für »das Kind in sich« übernehmen.

Natürlich ist es unrealistisch, Partnerschaft gänzlich und ausschließlich auf einer erwachsenen Ebene zu führen. In der Kindheit erlittene Defizite und Verletzungen sind normal. Kein Mensch ist von ihnen verschont. Sie gehören zu der Begrenztheit unseres Menschseins hinzu. Es geschieht vergleichsweise selten, dass Eltern, aber auch andere Bezugspersonen ihren oder ihnen anvertrauten Kindern bewusst schaden wollen. Dennoch tragen auch sie Defizite und Verletzungen in sich, die sie zwangsläufig an die Kinder weitergeben. Das ist natürlich nicht gut, aber zugleich auch nicht zu verhindern. Die vielleicht wichtigste Hilfe, die Eltern und andere Bezugspersonen ihren Kindern dabei geben können, ist Ehrlichkeit: Es sind ihre Begrenzungen, unter denen die Kinder leiden. Die Kinder können nichts dafür. Jedoch fällt diese Ehrlichkeit den Eltern oft nicht leicht.

Natürlich geben sie ihren Kindern nicht nur Negatives mit. Sie sorgen für sie, sind auf ihr Wohl bedacht – zumeist jedenfalls. Die meisten Eltern lieben ihre Kinder und wünschen ihnen keinesfalls etwas Schlechtes. Aber das muss an dieser Stelle nicht betont werden. Denn das ist den meisten Eltern und ihren Kindern bewusst. Schwieriger ist es, sich mit den elterlichen Fehlern auseinanderzusetzen, die diese ja eigentlich gern vermeiden möchten, aber nicht können.

Die Defizite und Verletzungen werden von dem Kind, das die Eltern einmal waren, auf das Kind, das sie jetzt erziehen, weitergegeben. Und so sind die Beziehungen erwachsener Menschen eben immer auch von dieser Seite geprägt. Sie lässt sich als die Kinderseele beschreiben, die auch die Erwachsenen in sich tragen. Aber damit ist nicht eine niedliche, verspielte, unbekümmerte Seite gemeint, mit der Kinder oft in Verbindung gebracht werden. Es handelt sich vielmehr um Verletzungen, um Wunden. Und diese bestimmen eben auch die Partnerschaften, die wir führen.

Die erwachsene Ebene ist das Resultat der Liebe, die den Kindern von ihren Eltern und anderen Bezugspersonen entgegengebracht wurde. Sie ließ die Kinder reifen. Je erwachsener sich eine Frau oder ein Mann im späteren Leben verhalten können, desto mehr Liebe haben sie oder er dazumal erfahren. Dennoch kenne ich niemanden, der frei von einer verletzten Kinderseele ist. Bei jedem Kind war die erfahrene Liebe begrenzt.

Das fällt, wie gesagt, manchmal schwer sich zuzugeben – und zwar für die Eltern wie die Kinder. Viele Menschen sagen, dass sie eine glückliche Kindheit gehabt hätten. Aber wenn man dann genauer nachfragt, werden die Grenzen dieses Glücks deutlich. Auffällig ist dabei, dass Kinder offensichtlich schnell verstehen, warum die Eltern ihnen nicht mehr an Liebe geben können. Diese Erklärungen sind mit Blick auf die Eltern zumeist auch nicht falsch. Aber sie ändern nichts an der Situation des Kindes. Es muss diese elterlichen Begrenzungen aushalten und damit irgendwie das eigene Leben gestalten. Und aus meinen langjährigen Beratungserfahrungen kann ich eine Gesetzmäßigkeit formulieren: Je rosiger jemand seine Kindheit schildert, desto größer ist die Notwendigkeit, schlimme Erfahrungen zu verdrängen.

Ob es uns gefällt oder nicht, in Partnerschaften ist die kindliche Ebene immer eine Realität. Das lässt sich bedauern oder, wie es sehr häufig geschieht, leugnen. Aber letztlich steht als wichtige Aufgabe in einer erwachsenen Partnerschaft, für die Einflüsse der Kinderseelen, die die Beteiligten in sich tragen, Verantwortung zu übernehmen. Das ist eine wichtige Voraussetzung für eine lebendige und zugewandte Partnerschaft.

Partnerschaftliches Zusammenspiel

»Die Autofahrt«

Ein Paar berichtet von einem nach eigenen Aussagen ganz kleinen Konflikt, den sie bei einer Autofahrt am gleichen Tag hatten:

Frau: »Es hatte geregnet und ich sagte meinem Mann, der am Steuer saß, dass die Straße feucht ist. Er aber erwiderte, dass es trocken sei. Und ich antwortete darauf, dass man doch sehen kann, dass die Straße noch feucht ist. Aber wieso sagt er dann, dass es trocken ist? Das verdreht doch völlig die Fakten. Er kann einfach nicht zugeben, dass er unrecht hat. Ich könnte wahnsinnig werden. Wieso verdreht er einfach die Tatsachen und ich habe keine Chance anzukommen?«

Es ist zu spüren, dass die Frau wütend ist. Von ihren Emotionen her fühlt es sich nicht wie ein kleiner Konflikt an.

Mann: »Da war doch nichts schlimm dran. Da hat jeder seine Meinung.« Und dann sagt er lächelnd zu mir: »Das ist doch Pillepalle.«

Die Frau aber kann sich nicht beruhigen. »Es geht doch um Tatsachen. Und es war für jeden zu sehen, dass die Straße noch feucht war.«

Hier handelt es sich sachlich gesehen wirklich um einen ganz kleinen Konflikt. Er ist, wenn man sich die Partnerschaften so anschaut, völlig alltäglich. Eigentlich ist er nicht der Rede wert. Wenn dieser Streit nicht unmittelbar vor der Paarberatung passiert wäre, hätte sich das Paar vermutlich gar nicht mehr erinnert. Manchmal erzählen Paare in der Beratung von einer vagen Erinnerung, dass sie sich in den letzten Tagen mal gestritten haben. Aber die eigentliche Situation ist längst in Vergessenheit geraten. Um so einen Konflikt handelt es sich hier.

Ich habe dieses Beispiel herausgesucht, weil – wie ich gleich aufzeigen werde – beide in ihrer jeweils eigenen Weise an der Auseinandersetzung beteiligt sind.

Das muss nicht so sein. Manchmal ist einer von beiden mies drauf ist und nutzt eine sich bietende Gelegenheit, um einen Streit anzuzetteln. Ein Paar lebt nicht allein, die Partner sind vielfältigen anderen Erlebnissen und Begegnungen ausgesetzt. Schlechte Erlebnisse oder körperliche wie mentale Erschöpfung sind Gründe dafür, sich am Partner emotional abzureagieren und einen Streit zu forcieren. Ich hatte das in dem Buch »Partnerschaft ist einfach«, Kapitel »Streit« ausführlich dargestellt, dass Partnerschaften dafür besonders prädestiniert sind. Aber Vorsicht! Bei den allermeisten Streitereien sind dennoch beide Partner beteiligt.

Der eine beginnt und der andere kann dieses Angebot einfach nicht ausschlagen. Manchmal verhält sich der eine – vielleicht untergründig – so, dass der andere darauf mit einem Streitangebot antworten *muss*. Die Interaktionen, die zu einem Streit führen und ihn am Laufen halten, sind vielfältig. Oft haben die Beteiligten für sich das Gefühl, lediglich auf den anderen zu reagieren, und sehen sich als Opfer seines Ärgers. Aber auch dann bestünde ja die Aufgabe, nicht mitzustreiten. Und selten besteht bei Paaren ein grundlegendes Ungleichgewicht in dem Bedürfnis zu streiten. Nur lebt der eine dies manchmal offener, der andere verdeckter aus.

In unserem Beispiel fällt die Heftigkeit der Frau auf, mit der sie von dem Streit erzählt. Und auf der anderen Seite wiegelt der Mann ebenso auffällig ab. Er möchte, dass die Frau endlich Ruhe gibt. Und man könnte ihm recht geben. Denn bei nüchterner Betrachtung ist der Streit wirklich nicht der Rede wert. Die Frau hat den Mann zur Vorsicht beim Fahren gemahnt und er wusste offensichtlich, wie er zu fahren hatte. Auf der erwachsenen Ebene war die Begebenheit kaum der Rede wert.

Aber da gibt es eben auch die kindliche Ebene, die sich hier einfach so in ein alltägliches Geschehen »geschlichen« hat. Und das bei beiden.

Die Frau hat in ihrer Kindheit sehr oft erleben müssen, dass ihre Eltern ihr Verhalten ungerecht beurteilten. Und wenn sie ihnen erklären wollte, dass es doch ganz anders gewesen sei, wurde sie nicht gehört. Im Gegenteil: Wenn sie gegen die Bewertung der Eltern protestierte, wurde sie noch mehr ausgeschimpft. Ihr Gefühl war ohnmächtige Wut. Aber die konnte sie nicht ausdrücken. Sie hatte als Kind keine Chance. Sie musste klein beigeben und die Wut in sich begraben.

Und nun geschieht der Frau mit ihrem Mann das Gleiche. Ihre Aussage, die sie doch in der besten Absicht getätigt hat, um den Mann auf eine vorsichtige Fahrweise hinzuweisen, wird als falsch hingestellt. Auch jetzt kann sie wieder protestieren. Aber auch jetzt kommt sie bei ihrem Mann damit nicht an. Sie fühlt die gleiche ohnmächtige Wut wie damals.

Jetzt aber kann sie etwas tun, was ihr als Kind bei Strafe nicht möglich war: Sie kann weiter zetern und versuchen, mit ihrem Anliegen durchzukommen. Wobei ihr Anliegen in der Tiefe nicht die Aussage über den wahren Zustand der Straße ist, sondern, dass sie recht hat. Die Kinderseele in der Frau möchte endlich bestätigt bekommen, dass sie nicht falsch ist und ihr Unrecht getan wurde. Aber mit ihrer Heftigkeit erreicht sie vor allem eines: Dass sie diese Bestätigung nicht bekommt. Denn wer sie »in der erwachsenen Welt« hört, findet ihr Gezeter einfach nur nervig.

Doch auch der Mann erreicht mit seinen scheinbar beruhigenden Aussagen gerade das, was er vermeiden möchte. Je mehr er beschwichtigt, desto emotionaler wird seine Frau.

Er berichtet, dass seine Mutter permanent unter Druck stand. Wenn etwas nicht so glatt lief, geriet sie sehr schnell in Panik. Als kleiner Junge wollte er sie dann beruhigen. »Ich wollte, dass sie endlich wieder fröhlich ist.« Auch bei ihm können wir Ohnmacht und Wut erkennen. Hilflos hatte er sich bemüht, die Mutter zu besänftigen und sie aus ihrer Panik herauszuholen, was ihm nicht gelang. Aber eigentlich wäre es richtiger gewesen, wütend zu reagieren. Zumal die Anlässe ihre Panik real gesehen nicht rechtfertigten. »Siehst Du nicht, dass ich (dein Sohn) unter Deinen Panikausbrüchen leide?« Doch natürlich hatte auch er keine Chance.

Als Erwachsener wird in ihm dieses Kindheitsmuster stets dann wachgerufen, wenn er in irgendeiner Situation mit emotionalisierten Menschen zu tun hat. Und seine Reaktion folgt dieser Erfahrung: Er möchte beschwichtigen und die Dramatik aus der Situation nehmen. Doch das funktioniert nicht. Wer ihn in der »erwachsenen Welt« hört, findet ihn wenig empathisch. Seine Beschwichtigungen nerven.

Wir stoßen bei diesem Beispiel gleich auf mehrere Merkmale kindlicher Kommunikation und kindlichem

Verhalten in einer Partnerschaft. Zum einen erleben wir die Wiederholung emotionaler Erfahrungen, die prägend für die Kindheit waren. Das gilt nicht nur in negativen Situationen. Aber in Konfliktsituationen wie dieser handelt es sich zwangsläufig um schlechte Erfahrungen. Dies wird in der tiefenpsychologischen Theorie als »Wiederholungszwang« bezeichnet.

Der Begriff »Zwang« resultiert aus der Beobachtung, dass Situationen unbewusst gesucht oder gar aktiv hergestellt werden, die den negativen, prägenden Erfahrungen entsprechen. Für Partnerschaften gilt dies in besonderer Weise. Da es sich um zumeist freiwillig eingegangene Beziehungen handelt, die zudem ähnlich nah sind, wie die Beziehungen in der Ursprungsfamilie, ist es kein Zufall, dass Partner gesucht und gefunden werden, die die prägenden Emotionen hervorrufen.

Die Frau käme mit einem Mann, der ähnlich emotional hochfahrend ist, nicht klar. Er entspräche nicht ihrem gelernten Muster. Und auch der Mann würde sich nie auf eine Frau einlassen, die in zugespitzten Situationen gleichermaßen beschwichtigend reagiert. Gerade weil die beiden so unterschiedlich sind, passen sie gut zusammen. Denn jeder erfüllt für den anderen die Aufgabe, die emotionale Situation »von damals« herzustellen. Und das funktioniert bei dem Paar – wie faktisch bei jedem Paar, das länger als drei Monate zusammen ist – ziemlich perfekt.

Sicher werden viele einwenden, dass sie ihren Partner beziehungsweise ihre Partnerin nach ganz anderen Kriterien gewählt haben. Keinesfalls wollten sie die frühen negativen Erfahrungen wiederherstellen. Manche meinen, dass sie eigentlich gerade das Gegenteil beabsichtigten. Die

Frau in diesem Beispiel würde vielleicht sagen, dass sie jemanden gesucht hat, der sie ernst nimmt und ihr Verhalten würdigt. Und wenn wir nach den Anfängen ihrer Beziehung fragen, dann stellt sich mit hoher Wahrscheinlichkeit heraus, dass sie genau das von ihrem Mann annahm.

Es ist sicher auch nicht so, dass ihr Mann sie nie ernst nimmt. Aber es gibt dennoch immer wieder Situationen, in denen er ihre Emotionalität zu beschwichtigen versucht und sie damit zur Weißglut treibt. Das ist ihr beider Zusammenspiel. Es handelt sich um unbewusste Prozesse, die die passenden Partner zusammenbringen. Fragen Sie mich nicht, wie. Aber es gelingt immer und immer wieder. Bei den hunderten Paaren, die ich in ihren jeweils sehr unterschiedlichen Situationen näher kennengelernt habe, gab es keines, bei dem es anders war. Es ist ein Zusammenspiel, das in der Fachliteratur »Kollusion«[3] genannt wird.

Natürlich – und ich wiederhole mich – passt es nicht nur im negativen Sinn. Paare müssen auch mit ihren positiven Eigenschaften und Emotionen gut zusammenpassen. Aber die problematische Seite ist interessanter. Denn zum einen ist sie es, worüber Paare stolpern können. Es ist der Sprengstoff in jeder Partnerschaft. Zum anderen ist es das große Thema der kindlichen Ebene.

Neben den beschriebenen erwachsenen Gründen, eine Partnerschaft einzugehen, möchte die Kinderseele durch eine nahe Herzensbeziehung heil werden. Die bewusste Idee bei der Partnerwahl ist, einen Partner zu finden, der die alten Wunden nicht mehr berührt. Wir hören immer wieder, dass besonderer Wert darauf gelegt wird, die empfindlichen, schmerzhaften Stellen im Miteinander auszusparen. Sie sozusagen in einen Dauerschlaf zu versetzen.

Aber das Unbewusste weiß, dass das keine Heilung bringt. Daher hebt der beschriebene Mechanismus die Wunden ans Licht. Sie werden in alltäglichen, nahen Beziehungen nicht nur zwangsläufig berührt. Sie werden, wenn auch nicht bewusst beabsichtigt, aktiv aus ihrem Schlummerzustand gerissen. Denn nur so – das ist die Idee des Unbewussten – ist Reifung möglich. Schauen wir einmal, ob es damit recht hat.

Das eigene Leben

Der »Wiederholungszwang« ist nicht nur für die Partnerschaften ein Thema. Vielleicht sollten wir es auch nicht als »Wiederholungzwang«, sondern eher als »Zwang zur Fortsetzung« beschreiben. Es geht um die Notwendigkeit, die frühen Beziehungserfahrungen, die ein Kind geprägt haben, im weiteren Lebensverlauf fortzusetzen. Je lebensgeschichtlich früher sie stattfinden, desto prägender sind sie.

Und um einer verbreiteten Ansicht entgegenzuwirken: Es handelt sich hierbei nur in relativ seltenen Fällen um wirklich traumatische Erlebnisse. Traumata sind überwältigende Erfahrungen, die schwer erschüttern und sich so in die Seele eingraben. Es handelt sich hierbei um Bedrohungen des Lebens und der körperlichen Unversehrtheit. Da diese Erlebnisse kaum zu ertragen sind, werden sie aus dem Bewusstsein verdrängt, wirken jedoch im weiteren Leben auf unterschiedlichste Weise – seelisch wie körperlich – fort. Die meisten Menschen erfahren jedoch keine Traumata im konkret definierten Sinn. Bei ihnen sind es eher die fortdauernden Erfahrungen, die im Sinne von »steter Tropfen höhlt den Stein« ihre Spuren in der Seele hinterlassen. Auch diese fortdauernden Erfahrungen werden in ihrer Wirkung aus dem Bewusstsein verdrängt und die Folgen sind ebenso gravierend und lebensbestimmend. Sie werden nur gesellschaftlich als normaler angesehen und geschehen auch regelhaft in normalen Familien. Daher wird ihre Wirkung eher unterschätzt. Aber wie das Beispiel aus dem vorangegangenen Kapitel zeigte, sind die Folgen für das weitere Leben gravierend. Sie können zu einer Vielzahl psychischer und psychosomatischer Erkrankungen führen. Und die Betroffenen treffen oft auf wenig Verständnis für ihr Leid. Denn es wird selten anerkannt, was ihnen Schlimmes geschehen ist.

Die Gestaltung des eigenen Lebens auf der Basis früher Erfahrungen, seien sie positiv oder negativ, traumatisch oder alltäglich, ist die grundsätzliche Herausforderung, vor der wir alle stehen. Uns ist damit ein Rahmen gesetzt, der allen Bereichen, in denen wir aktiv sind, seinen Stempel aufdrückt. Das nennen wir »Persönlichkeit« oder auch »Charakter«. Die Gestaltung von Partnerschaft ist da nur ein Teil, wenn auch ein wichtiger.

Die Entscheidung für eine nahe und körperlich wie seelisch intime Beziehung ist eine der zentralen Lebensmöglichkeiten, um gestaltend und vielleicht auch heilend zu wirken. Allerdings ist eine Partnerschaft kein Feld, das von den anderen Lebensbereichen abgegrenzt ist. Sie ist eingebettet in all die vielen Themen, die den Einzelnen bestimmen. Und auch, wenn es sich für die meisten Menschen dabei durchaus um ein zentrales Thema handelt, geht es stets um das jeweils eigene Leben, das aller Liebesschwüre zum Trotz über einer Partnerschaft steht.

Oft besteht zwischen den Paar- bzw. Familieninteressen und denen des Einzelnen kein Dissens. Aber manchmal eben doch. Und da ist die Hierarchie der Interessen in der menschlichen Seele festgeschrieben.

»Die Pension«

Der Mann hatte schon lange den Wunsch, eine Pension zu betreiben. Zunächst hat er Betriebswirtschaft studiert und ein paar Jahre gut dotiert in einer Firma gearbeitet. Ihm ging es dabei jedoch vor allem darum, einen finanziellen Grundstock aufzubauen, um das ersehnte Projekt umsetzen zu können. Im Bayerischen Wald übernahm er dann eine alte Pension und baute sie aus. Vor einem halben Jahr hat er sie dann eröffnet.

Bereits in der alten Firma hatte er sich in eine Frau verliebt, was von ihr erwidert wurde. Er hat ihr jedoch von Beginn an offengelegt, dass er in absehbarer Zeit vorhat, wegzuziehen und sich seinem Projekt zu widmen. Ihre Beziehung hätte seiner Planung nach nur dann eine Zukunft, wenn sie mit ihm geht. Diese Entscheidung fiel ihr schwer, da sie von Norddeutschland, wo sie aufwuchs, zum Studium nach Göttingen gezogen war und sich hier wohlfühlte. Der Bayerische Wald war nicht ihr Sehnsuchtsort. Letztlich aber entschied sie sich, mit ihm zu gehen. Sein Projekt reizte sie und sie war auch bereit, ihn dabei zu unterstützen. Allerdings wollte sie nicht gänzlich in der Pension mitarbeiten. Daher organisierte sie sich in einer Nachbargemeinde eine Halbtagsstelle in ihrem gelernten Beruf.

Vor Ort aber stellte sich das Miteinander schwieriger dar als gedacht. Sie stritten sich häufig, der Ärger über den jeweils anderen nahm zu. Der Konflikt war anfänglich noch durch den Ausbau der Pension und dem damit zusammenhängenden Stress überdeckt. Sie meinten, dass es besser wird, wenn die Pension erst einmal eröffnet ist. Doch das erwies sich als Irrtum. Der Streit nahm eher zu.

Es ist nach den bisherigen Ausführungen wenig verwunderlich, dass die Ursachen für ihre Partnerschaftskrise nicht in ihren guten Absichten und ihrer gegenseitigen Zuneigung zu finden sind. Es geht auch hier um die Kindheitsprägungen: Der Mann stammt aus einer Patchworkfamilie. Sein Vater hatte die Mutter verlassen, als sie mit ihm schwanger war. Er glaubte als kleiner Junge lange Zeit, dass der Mann, der mit seiner Mutter und ihm zusammenlebte, sein Vater sei. Als auch diese Beziehung scheiterte, erfuhr er, dass dem nicht so ist. Jetzt erfuhr er auch, dass das ältere Paar, bei dem er manchmal war, die Eltern seines leiblichen Vaters waren. Das hat ihn als Kind sehr verwirrt und er hat sich immer mehr in sich zurückgezogen. Als dann die Mutter eine neue Partnerschaft einging, in der zwei weitere Kinder geboren wurden, fühlte er sich eher am Rand. Er gehörte nach seinem Empfinden nicht zu der neu entstandenen Kernfamilie. Was seinen inneren Rückzug weiter verstärkte.

Er hat sich mit der Pension seinen Traum verwirklicht. Er ist dabei voller Energie und zielbewusst. Aber zugleich ist für ihn wichtig, dass es *sein* Projekt ist. Genau betrachtet, ist ihm dieses Projekt wichtiger als seine Partnerschaft. Zugleich ist er sehr auf Ordnung bedacht. Er gerät in Stress, wenn diese Ordnung nicht eingehalten wird. Seine Fantasie ist, dass er im Chaos versinkt, wenn er die Zügel lockerlässt. Er erwartet, dass seine Partnerin seinen Ordnungssinn in gleicher Weise mitträgt. Damit nervt er sie jedoch, weil er mehr verlangt, als sie in sein

Pensionsprojekt einbringen möchte. Es ist sein Traum und es fällt ihm schwer, seine Partnerin gleichberechtigt teilhaben zu lassen. Zugleich verlangt er aber ihre Verantwortungsübernahme.

Die Frau wiederum möchte mitentscheiden dürfen. Aber sie lässt sich auch nicht völlig auf das Projekt ein. Sie arbeitet nebenher in Teilzeit in einem anderen Job, möchte aber insgesamt nicht mehr als vierzig Stunden die Woche arbeiten. Das lässt sich nicht wirklich realisieren, da beide in dem Pensionshaus wohnen und die Frau somit zwangsläufig in das alltägliche und oft auch unvorhersehbare Pensionsgeschehen hineingezogen wird.

Auch in ihrer Kindheitsgeschichte war das bestimmende Gefühl das der Verwirrung. Sie wurde sehr stark von ihrer Mutter vereinnahmt. Während sich der Vater zurückzog, benutzte die Mutter ihre Tochter als eine Art Beziehungsersatz. Sie hat als Kind oft nicht gewusst, was sie von ihr wollte. Sie fühlte sich überfordert, oft verwirrt. Als sie später in der Pubertät versuchte, sich von ihrer Mutter abzugrenzen, schaffte sie es nicht. Die Mutter, die in einem sozialen Beruf arbeitete, analysierte und beurteilte ihre Tochter immer wieder mit dem Ziel, ihr ihre Unzulänglichkeiten nachzuweisen. Die Tochter fühlte sich dabei hilflos und unterlegen. Sie begriff vor allem nicht, warum ihre Mutter sie so vereinnahmte.

Und nun leben beide in ihrer Grundverwirrung in einem Projekt, dem vor allem eines fehlt: eine klare Struktur. Aufgabenverteilungen sind nicht klar. Der Mann möchte die Fäden in der Hand behalten, aber zugleich verlangt er von seiner Partnerin Verantwortungsübernahme. Die Frau ist hin- und hergerissen, ob sie sich in das Projekt stärker einbringt oder sich mehr zurückzieht. Sie erwartet von ihm die Entscheidung, ohne dass sie selbst wirklich bereit wäre, diese zu akzeptieren oder gar selbst zu treffen.

Bei diesem Beispiel geht es nicht wie im Vorhergehenden um einen kleinen Streit, sondern um den ganz großen Lebensentwurf. Für den Mann ist das klar. Er setzt seinen Traum um, der lange in ihm gereift war und der mit Partnerschaft und überhaupt mit der Gestaltung von Beziehungen erst einmal nichts zu tun hat. Doch auch für die Frau geht es ums Ganze. Indem sie mit ihrem Freund in den Bayerischen Wald zieht, trifft sie eine Lebensentscheidung mit weitreichenden Konsequenzen. In diesem Sinn ist es auch für sie mehr als die Entscheidung für eine Partnerschaft. Es geht um ihr Lebenskonzept.

In diesem Spannungsbogen von Lebensgestaltung und Partnerschaft finden all die Prägungen Platz, die die beiden aus ihren Kindheitserfahrungen mitbringen. Da ist der Mann, der gelernt hat, allein klarkommen zu müssen. Er hat erfahren, dass Beziehungen verlogen und instabil sein können. Deswegen verlässt er sich in letzter Konsequenz auf sich und nur auf sich. Es ist sein Projekt und das soll es bleiben!

Aber da ist auch die Sehnsucht nach einer verlässlichen Beziehung. Die lässt ihn – übrigens nach langem Zögern – die Partnerschaft eingehen. Er öffnet damit seinen Lebensentwurf für ein Miteinander mit der Frau. Aber er bleibt dabei auf der Hut. Es soll, es muss nach seinen Vorstellungen gehen. Alles andere würde den Boden unter seinen Füßen bedenklich unsicher machen.

Auch die Frau sehnt sich nach einem klaren Miteinander und so ist sie von den unumstößlichen Plänen ihres Partners fasziniert. Hier weiß sie, woran sie ist. Und dabei ist es auch nicht schlecht, dass sie weit weg von ihrer manipulierenden Mutter zieht. Dennoch bleibt sie misstrauisch. Sie ist unsicher, wie sehr sie ihrem Partner trauen kann und vor allem möchte sie sich nicht komplett ausliefern. Sie braucht ihr Eigenes. Das schafft sie, indem sie eine halbe Stelle in einer anderen Firma annimmt.

Wir erkennen in den Entscheidungen beider ihr Bemühen, ein von den Verletzungen ihrer Seelen befriedetes Leben aufzubauen. Doch es zeigt sich auch, wie fragil ihr Konstrukt ist. Die zentrale Frage ist, ob sie einander wirklich vertrauen können. Die Grunderfahrung der Frau ist die Manipulation durch ihre Mutter. Sie wurde von dieser in eine Rolle hineingeschoben, die für sie nicht angemessen war.

Hierzu eine kurze Anmerkung: Das Benutzen von Kindern als Partnerersatz, als ein fast gleichberechtigtes Gegenüber ist eine der häufigsten emotionalen Missbräuche in Familien. Die Kinder werden dabei hoffnungslos überfordert. Oftmals werden sie in Entscheidungen einbezogen, die eine viel zu große Verantwortung bedeuten. Im Ergebnis überschätzen sich diese Kinder im weiteren Leben. Manchmal werden sie sogar gesellschaftlich und medial darin bestärkt. Es sind diese klugen und scheinbar selbstbewussten jungen Menschen, deren Erfahrungen jedoch nicht geerdet sind. Unter der Oberfläche versteckt sich eine große Unsicherheit.

Bei der Frau in diesem Beispiel besteht die Gefahr der Selbstüberschätzung weniger. Dazu blieb ihre Mutter viel zu dominant. Sie benutzte ihre Tochter vielmehr als schwächeres Wesen, das sie für ihre Bedürfnisse »verwenden« konnte. Dieser versteckt sadistische Zug war für die Tochter überhaupt nicht verstehbar. Er zeigte sich nicht offen, sondern wirkte manipulativ. Das äußerte sich auch darin, wie die Mutter ihre intellektuelle und soziale Kompetenz gegen das Aufbegehren der Tochter in der Pubertät einsetzt.

Wie sollte die Frau also sicher sein, dass sie jetzt nicht wieder manipuliert wird. Sie hatte ja schon einmal erlebt, dass etwas als Liebe bezeichnet wurde, was Egoismus war. Und nun war sie mit einem Mann zusammen, der offen bekannte, dass ihm sein Lebensprojekt im Zweifel über der Partnerschaft steht.

Doch auch der Mann ist in der Partnerschaft unsicher. Zu gravierend sind seine frühen Erfahrungen von Lüge und Falschheit. Kann er sich sicher sein, dass die Frau ihn nicht im Stich lässt, wenn es darauf ankommt? Im Streit hat sie ihm das auch schon mal angekündigt. Und so tritt für beide in ihrer jeweils eigenen Logik ein, was der andere *eigentlich* gar nicht beabsichtigt. Die Unsicherheit bleibt trotz bester Absichten bestehen. Es führt dazu, dass sie sich scheuen, grundlegende Entscheidungen im Miteinander zu treffen. Das verstärkt wiederum die Verwirrung, die für beide das Lebensthema ist. Nun aber begegnet sie ihnen auf der realen Ebene ihres erwachsenen Projekts.

Sie hätten längst an Strukturen ihres gemeinsamen Lebens arbeiten können, die es ihnen einfacher machen. Dazu zählt beispielsweise der Ort, an dem sie wohnen. Die Idee der Frau von einer Vierzigstundenwoche lässt sich nicht verwirklichen, so lange sie als Betreiber in der Pension wohnen, auch wenn der Mann sich als Hauptverantwortlicher sieht. Die Nähe zum Arbeitsfeld hat natürlich Vorteile. Er hat alles im Blick. Er kann in Notsituationen schnell reagieren. Aber damit wird die Partnerschaft der beiden in den Alltag des Geschäfts hineingezogen. Die Frau kann sich in plötzlich auftretenden Situationen nicht heraushalten. Andererseits kann es der Mann nur schwer aushalten, die Kontrolle auch nur temporär abzugeben. So viel Vertrauen hat er nicht. Zudem sieht er die finanziellen Schwierigkeiten, wenn sie auch noch eine angemessene Wohnung außerhalb und mit sicherem Abstand zur Pension unterhalten müssen.

Für diese Fragen lassen sich natürlich Lösungen finden. Von außen betrachtet fehlen erst einmal nur ein, zwei Entscheidungen, manch ein Kompromiss und vor allem klare Strukturen. Dann könnten beide dem Gefühl der Verwirrung etwas entgegensetzen und effektiv gegen ihre Ängste, manipuliert zu werden, angehen. Sie würden Sicherheit gewinnen.

Aber beiden in ihrer Innensicht fällt dies schwer. Sie haben nicht gelernt, wie klare, eindeutige Situationen hergestellt werden können. Zudem fehlt ihnen das Vertrauen, dass sie das wirklich schaffen. In ihrer Kindheit erlebten sie sich ausgeliefert. Das bedeutet, dass sie erst einmal trotz seiner wagemutigen Projektidee und ihrer Entscheidung für die Partnerschaft die inneren Unsicherheiten und Ängste wiederhergestellt haben, die sie in der Kindheit so sehr beherrschten. Der immer wieder aufbrechende Streit zwischen beiden ist ein sicheres Anzeichen, dass es weiterhin um ihre jeweiligen Kindheitsmuster geht.

Ihre Hoffnung ist, dass der andere endlich hilft, die alte Not zu besiegen. Dafür sind sie zusammengekommen. Aber wie soll der Partner es schaffen, wenn er doch selbst in seiner Not gefangen ist?

Das identische Grundthema

Auch bei diesem Paar sind – wie sollte es auch anders zu erwarten sein – Kindheitsmuster zu erkennen, die beide in ihrer jeweils eigenen Weise in der Partnerschaft handeln lassen. Dabei zeigt sich jedoch etwas Erstaunliches: Die Kindheitserfahrungen sind bei ihnen durch ein gleiches zentrales Thema bestimmt. Es ist die Verwirrung, der sie als Kind ausgesetzt waren. Sie konnten ihre Situation, in der sie sich befanden, nicht verstehen. Vor allem konnten sie nicht begreifen, *warum* ihnen das widerfuhr. Diese Erfahrung war prägend für die Entwicklung ihrer Persönlichkeit und wurde somit eine Triebfeder ihres Handels im erwachsenen Leben – und zwar unabhängig voneinander. Und doch gleichen sie sich in genau diesem Punkt. Beide waren »*verwirrte Kinder*« und tragen nun diese Erfahrung in sich.

Bemerkenswert ist diese Beobachtung, weil ihre Kindheitssituationen eigentlich nicht ähnlich waren und sich dieses identische Thema überhaupt erst auf den dritten oder vierten Blick offenbart. Es erschließt sich im alltäglichen Leben nicht einfach so. Vielmehr handelt es sich um eine zentrale Erfahrung, die sich am Boden der Seele festgesetzt hat. Sie färbt die Sicht auf die Welt und die sozialen Beziehungen in einer dauerhaften und grundsätzlichen Weise. Dies zeigt sich bei beiden im fehlenden Vertrauen, mit dem sie sich begegnen. Es ist die Folge der Verwirrung, der sie als Kinder ausgesetzt waren. Weil diese Lebenserfahrung so zentral ist, nenne ich sie das »*Grundthema*«, denn es ist so etwas wie das Fundament der

Persönlichkeit. Es erklärt nicht das komplette Fühlen, Denken und Handeln einer Person. Aber es ist die »Melodie« oder die »Farbe«, die in allem mitschwingt.

Um die zentrale Lebenserfahrung eines Menschen zu erkennen, braucht es eine Verstehensarbeit, die oftmals unangenehme und beiseitegeschobene Erlebnisse des damaligen Kindes ans Licht holt. Es ist auch für den konkreten Menschen selbst nicht so einfach, das eigene Grundthema zu identifizieren. Wir arbeiten daher in unseren Paarberatungen immer wieder an der Aufdeckung prägender Kindheitserfahrungen. Es geht darum, das jeweilige Verhalten der Partner zu verstehen. Wie auch das im vorhergehenden Kapitel vorgestellte Beispiel zeigt, hilft dieses Verständnis dem Einzelnen und dem Paar, das eigene Handeln und das des Partners einzuordnen und neue Verhaltensoptionen zu entwickeln. Und bei dieser Arbeit fiel uns zunehmend auf, dass die Menschen, die vor uns saßen und zumeist jahrelang zusammen in Partnerschaft lebten, das gleiche Grundthema hatten. Uns wurde deutlich, dass es sich nicht um einen Zufall, sondern um eine Gesetzmäßigkeit handelt. *Beide haben sich gerade wegen des identischen Grundthemas zusammengefunden.*

Ich finde das einen überraschenden Befund. Paare suchen zwar oft das Gemeinsame, wenn sie sich kennenlernen. Dabei geht es jedoch um gemeinsame Interessen und Ansichten. Häufig entstammen Partner dem gleichen sozialen Milieu. In diesem Sinn gilt auch nach unseren Erfahrungen, dass das Sprichwort »Gleich und gleich gesellt sich gern« eine bessere Prognose für eine gute Partnerschaft bietet als der Spruch: »Gegensätze ziehen sich an«. Obwohl es durchaus auch gute Beispiele für die letztere Variante gibt.

Nichtsdestotrotz handelt es sich hierbei jedoch um die Oberfläche der Persönlichkeiten. Sie ist nicht zu vernachlässigen. Aber unterhalb dieser Ebene gibt es dann doch zahlreiche Unterschiede im Charakter, in der Sichtweise der Dinge und im Handeln. Sie fallen bei den Paaren, die zu uns in die Beratung kommen, oft als erstes auf. Denn die Unterschiede führen sie in die Paarberatung. Sie erleben sie in Konflikten in besonderer und unangenehmer Weise.

»Warum handelt der andere nicht so, wie ich es mir vorstelle?« ist vermutlich eine der meistgestellten Fragen in einer Partnerschaft. Auf diese Frage gibt es selbstverständlich nur eine Antwort: Weil es sich um einen anderen Menschen handelt. Und so besteht als wichtige Herausforderung für jeden, der eine Partnerschaft eingeht, das Anderssein des Menschen, den man liebt, zu erkennen und zu akzeptieren. Konflikte sind da nie ganz ausgeschlossen. Aber die Herausforderung besteht, sie nicht zu sehr anwachsen zu lassen. Bei allen Wünschen nach Intimität und Seelenberührungen gilt es, die individuelle Eigenständigkeit und die des Partners zu bewahren und zu tolerieren. Der amerikanische Paartherapeut David Schnarch beschreibt dies als eine der großen Aufgaben eines Paares[4]. Und natürlich hat er recht. Eigenständigkeit und Selbstbewusstsein sind wesentliche Voraussetzungen für ein gutes Miteinander – gerade in den Situationen, die die Unterschiedlichkeit im Miteinander zeigen.

Diese Ebene der Unterschiedlichkeit fällt nicht nur dem Paar, sondern auch der sozialen Umwelt sehr schnell auf. Sie führt in der Einschätzung der Familien, der Freunde, Bekannten und Kollegen mitunter zu unterschiedlichen Beurteilungen der beiden Partner. Da können durchaus die

Sympathien verschieden verteilt sein und es wird vielleicht gefragt, warum gerade diese beiden zusammengekommen sind. Ab und an führt das bis zu einer moralischen Verurteilung des einen und zum Mitleid mit dem anderen.

Eine häufige, wenn auch letztlich nichtssagende Erklärung für Paare, die scheinbar nicht zusammenpassen, ist: »Wo die Liebe hinfällt.« Das sagen dann auch die in der Partnerschaft unglückliche Frau oder der missmutige Mann auf die Frage, warum sie sich nicht schon längst getrennt haben. Aber der Verweis auf das Schicksal der Liebe ist inhaltslos, denn er erklärt nichts. Erst recht nicht, warum trotz vermeintlicher Liebe eine unglückliche Beziehung entstanden ist. Der Rückgriff auf eine Schicksalsvorstellung, die mit den Persönlichkeiten eigentlich nichts zu tun hat, ist eher ein Zeichen von Ratlosigkeit, die zudem die Verantwortung der Beteiligten leugnet.

Die Unterschiede im Charakter sind das, was in Konfliktsituationen besonders deutlich wird. Hieran entzünden sich die Streitereien, die im schlimmsten Fall eine Partnerschaft scheitern lassen können. Daher kommen die Paare in den allermeisten Fällen mit dem Anliegen in die Beratung, an diesen Unterschieden zu arbeiten. Dabei wird das Alltagsverhalten im Miteinander ebenso in den Blick genommen wie die, dem unterschiedlichen Verhalten zugrundeliegenden lebensgeschichtlichen Prägungen.

Bei der Arbeit an diesem Verständnis erscheint dann bei jedem Menschen das *eine* Grundthema, das ihn besonders bewegt, seine Persönlichkeit in der Tiefe prägt und das eben auch seinem Partnerschaftsverhalten den Stempel aufdrückt. Und da wir in einer Paarberatung stets beide Akteure erleben und mit ihnen gemeinsam diese Arbeit leisten, entdecken wir, was in Einzelpsychotherapien nicht auffallen kann: Dieses zentrale Thema ist bei beiden Partnern trotz aller Verschiedenheit im Charakter gleich.

Interessanterweise taucht diese Beobachtung gerade dann auf, wenn es um die Individualität der Partner geht, wenn die jeweils ganz eigene Kindheitsgeschichte Raum erhält. Doch anders als in Einzeltherapien begegnen wir in Paarberatungen den Geschichten zweier Menschen, die in der Partnerschaft aufeinander bezogen sind. Sie haben die Entscheidung füreinander getroffen. Das geschah mit bewussten Abwägungen und doch auch von ihrem Unbewussten gesteuert. Letzteres hat viel mit dem zu tun, was als »Liebe auf den ersten Blick« oder »Verliebtsein« bezeichnet wird. Und ich glaube, dass es auch gar nicht so schlecht ist, dass wir die Entscheidung für einen anderen Menschen nicht nur bewusst treffen. Möglicherweise käme sonst viel Unsinn zusammen. Offensichtlich aber hat die Entscheidung füreinander mit der Übereinstimmung des Grundthemas zu tun, das eine unbewusste Resonanz hervorruft.

»Der zotige Mann«

Ein Paar ist mehr als 30 Jahre verheiratet. Die Frau beschwert sich, dass sie sich oft nicht wohlfühlt, wenn sie mit ihrem Mann in geselligen Runden ist. Besonders, wenn der Mann dabei Alkohol trinkt, wird er enthemmter. Er sei dann laut und unterhält die Runde. Auch hat er in solch einer Situation schon sexistische Witze erzählt. Ihr ist das peinlich. Sie kann dann selbst gar nicht locker sein, sondern ist völlig auf ihren Mann fixiert. Ihm scheint das aber nichts auszumachen.

Wenn sie beide allein zusammen sind, ist er viel liebevoller und achtet auch auf sie. Aber in der Öffentlichkeit ärgert sie sich über ihn. Gelegentlich schämt sie sich seiner gar. Und dieses Problem beschäftigt sie immer mehr.

Der Mann wiederum berichtet, dass er sich oft von seiner Frau kontrolliert und manchmal auch gemaßregelt fühlt. Sie mäkelt beispielsweise oft an seiner Kleidung herum. In Runden mit anderen Menschen fällt ihm schon auf, dass sie nicht locker ist. Aber er versteht nicht, warum sie es nicht sein kann. Er empfindet ihre Aussagen über sein Verhalten als zu überzogen. Ihn ärgern ihre Vorwürfe, weil er sich gegängelt fühlt.

In dem vertiefenden Beratungsgespräch eröffnete sich die jeweilige Kindheitskonstellation: Die Frau war die Älteste von fünf Geschwistern. Sie berichtet, dass sie häufig auf die jüngeren aufpassen musste. Sie hat dabei gelernt, mehr auf die anderen als auf sich zu achten. Ihre Bedürfnisse spielten kaum eine Rolle. Wichtig war, dass insgesamt alles glatt lief. Der Mann nun nahm sich in den geselligen Runden etwas heraus, was sie sich so selten traute. Am wohlsten geht es ihr, wenn sie ohne ihren Mann irgendwo ist und sie auf niemanden aufpassen muss. Dann kann sie so einen Abend auch genießen.

Der Mann hingegen war Einzelkind. Aber er beschreibt die Beziehung zu seinen Eltern als »lose«. »Das war schon als Kind so.« Er hatte das Gefühl, seinen Eltern egal zu sein. Es sollte alles laufen und er sollte keine Probleme machen. Häufig sprachen sie mit ihm in der dritten Person, statt ihn mit seinem Vornamen anzusprechen (»Der Junge fährt mit.« statt »Du fährst mit.«). Er bekam wenig Zuwendung und Verständnis für sich. Was er immer wieder zu hören bekam, war seine Geburtsgeschichte. Seine Geburt sei für die Mutter ein einziger Schmerz gewesen. Sie beschrieb sie so: »Es war, als würde ein

Regenschirm eingeführt, dann aufgespannt und heraus-
gezogen worden.« Sie wollte deswegen keine weiteren
Kinder. Und der Mann fühlte sich als Junge schuldig. Er
hat sich vor allem allein gefühlt.

In diesem Beispiel erkennen wir alle Zutaten, die eine
Paarbeziehung so interessant macht: Wir sehen bei diesem
Paar zuallererst die Unterschiede. Und die sind beträcht-
lich. Auf der einen Seite steht die Frau, die viel Verantwortung übernimmt und sich in der Öffentlichkeit ohne
ihren Mann wohler fühlt. Auf der anderen befindet sich der
Mann, der gern mal in Gesellschaft »die Sau rauslässt« und
sich durch seine Frau öfter gegängelt fühlt.

Beide Empfindungen haben ihren Ursprung in Kindheitserfahrungen. Wobei es dabei nicht um einzelne Be-
gebenheiten handelt, die selten prägend sind. Vielmehr
handelt es sich um Grunderfahrungen, um Haltungen der
erwachsenen Bezugspersonen dem Kind gegenüber, die zu
Kindheitsstrukturen werden. Sie machen das Grundthema
aus und bilden das Fundament der Persönlichkeit.

Die Frau fühlt sich für ihren Mann (»ihre Geschwister«)
verantwortlich. Sie ist regelrecht fixiert auf ihn. Dieses
Verhalten überforderte sie als Kind hoffnungslos und sie
sah vor allem das, was vermeintlich schiefgehen könnte. Es
war der elterliche Auftrag, dem sie gerecht werden musste.
Und dabei verlor sie sich selbst aus dem Blick. Eine unbe-
schwerte Kindheit war das nicht. Sie musste zu viel Verantwortung übernehmen. »Ich habe mich dabei selbst völlig
aus den Augen verloren. Ich war nur auf die Geschwister
fokussiert.« Der Mann wiederum fühlt sich für die unguten
Gefühle seiner Frau (»das Leid der Mutter«) verantwortlich gemacht. Als Kind wurde er für die Schmerzen,

die seine Mutter bei seiner Geburt erlitten hatte, mit Missachtung gestraft. Vermutlich waren die Eltern jedoch auch so nicht in der Lage, sich einem Kind über die basale Versorgung hinaus wirklich zuzuwenden. Es lässt sich vermuten, dass die Mutter gar keinen inneren Raum für ihr Kind hatte. Deswegen war auch die Geburt so schwierig verlaufen. Und selbst die Entscheidung der Eltern, kein Kind mehr zu bekommen, lag nicht in der Geburt, erst recht nicht in seiner Schuld. Aber die wurde ihm vorgehalten.

Und so eröffnet sich ein Grundthema, das bei beiden identisch ist: Sie sind *»ignorierte Kinder«*. Ihre Bedürfnisse wurden nicht nur nicht beachtet, sie wurden aktiv missachtet. Der Begriff der Ignoranz drückt diese existenzielle Dimension aus. Und im erwachsenen Leben finden sie zusammen, weil sie dieses gemeinsame Lebensthema haben.

Sie glauben das nicht? Sie denken, dass das ein Zufall war und Paare auch anders zusammenkommen? Ich verstehe diese Vorbehalte, weil es um etwas geht, das nicht so offensichtlich ist. Es kommt in der verbreiteten Sicht auf Partnerschaft nicht vor. Und ich kann mich nicht einmal erinnern, davon je in der Fachliteratur gelesen zu haben.

Wie lässt sich dieses Zusammenfinden verstehen? Denn in den allermeisten Fällen wissen die Menschen nicht einmal von ihrem eigenen Grundthema, geschweige denn von dem des anderen. Es handelt sich sicher um keine bewusst getroffene Entscheidung. Bewusste Entscheidungen passieren eher auf der Ebene von Äußerlichkeiten, Hobbies und Anschauungen. Das Unbewusste findet dagegen eine seelische Resonanz, einen untergründigen emotionalen Gleichklang. Das bringt eine gegenseitige Verbindung mit sich, die diesen einen zentralen Punkt der eigenen Persönlichkeit und der des anderen betrifft. Beide spüren das Gemeinsame – auch wenn sie es nicht beschreiben können und sich dessen nicht einmal bewusst sind. Es ähnelt dem, was manchmal als »Seelenverwandtschaft« bezeichnet wird. Vielleicht ist das sogar der Ursprung dieses Begriffs.

Allerdings handelt es sich eben nicht um die Garantie einer harmonischen Beziehung. Es ist eher ein anziehendes Miteinander, das keine sichere Prognose für die Zukunft enthält. Da es sich bei dem Grundthema um eine zumeist schmerzliche Prägung aus der Kindheit handelt, rührt diese Seelenverwandtschaft die Sehnsucht nach Verstandenwerden und Heilung an. Damit wird die Gleichheit des Grundthemas bei den Partnern sowohl zur Chance einer Reifung als auch zur Ursache von Enttäuschung. Denn eine Heilung kann kein anderer Mensch bringen, selbst wenn er ähnliche Verletzungen und Prägungen in sich trägt. Doch es gibt im identischen Grundthema eine Basis für ein tiefes gegenseitiges Verstehen. Doch das muss erarbeitet werden.

Die Paardynamik geht natürlich noch weiter, also über die Ebene des identischen Grundthemas hinaus. Auch das können wir an dem Beispiel erkennen. Die Frau und der Mann haben sehr unterschiedliche Weisen entwickelt, in ihrer Kindheit mit dem Grundthema umzugehen. Das resultiert aus der Notwendigkeit, dieses prägende Erlebnis zu bewältigen. Sie verkörpern dabei sogar regelrecht entgegengesetzte Pole. Aus ihnen entstehen bei dem Paar Konflikte und gegenseitiges Unverständnis. Das ist die Ebene, die ich als »Unterschiede im Charakter« bezeichne, die dem zerstrittenen Paar, aber auch dem sozialen Umfeld besonders auffallen.

Allerdings befeuern auch die Unterschiede die Sehnsucht nach Heilung. Die Frau findet das Verhalten ihres Mannes nicht nur ärgerlich. Still und heimlich bewundert sie, dass er sich in Gesellschaft so wenig um die anderen kümmert. Das möchte sie eigentlich auch gern können, kann es aber nur schwer zugeben. Und der Mann fühlt sich durch die Frau nicht nur genervt, sondern eben auch aus seiner Einsamkeit geholt. »Ohne sie würde ich völlig verlottern.«, sagte er einmal.

Dass beide so unterschiedlich mit ihrem Grundthema umgehen, hat mit dem erlernten Bewältigungsverhalten zu tun. Sie mussten als Kinder mit ihrer jeweils ganz eigenen Situation umgehen. Ihre Familien ließen da nur wenig Spielraum. Sie waren gezwungen, sich als abhängige Kinder irgendwie passend machen.

Die Frau hat die ihr von den Eltern zugewiesene Rolle übernommen und so wurde »Verantwortung« zu ihrem zweiten Vornamen. Das brachte und bringt ihr auch jetzt noch Anerkennung ein, selbst wenn es mit ihren Bedürfnissen wenig zu tun hat.

Der Mann wiederum hatte lediglich die Möglichkeit, allein zurechtzukommen, da er innerhalb seiner Familie einsam war. Das aber brachte er zu einer gewissen Perfektion. Er arbeitet heute als Freiberufler und das überaus erfolgreich. Das gibt ihm die Möglichkeit, punktuell Aufmerksamkeit zu bekommen und sich ihr dann aber schnell wieder zu entziehen. Das gelingt ihm auch bei den geselligen Anlässen, über die sich seine Frau so ärgert. Der Abstand, den er zu allen Menschen hält, ist sein Schutz. Da macht es zudem Sinn, dass er seine Frau mit seinem Verhalten ärgert. Da droht selbst in der Partnerschaft nicht zu viel Harmonie.

Ich werde in meinen weiteren Ausführungen auf die Dynamik von Partnerschaft, die auch an diesem Beispiel deutlich wird, weiter eingehen. Denn sie enthält neben all den gegenseitigen Kränkungen und Konflikten das Potenzial für einen reiferen Umgang mit den eigenen Prägungen und damit die Chance für ein gutes Miteinander. Doch lassen Sie uns zunächst noch auf das Grundthema schauen, das für die Persönlichkeit eines jeden Menschen von zentraler Bedeutung ist und das Paare zueinander finden lässt. Ich bin mir nicht sicher, ob Sie mir jetzt schon glauben, dass es sich hierbei um keinen Zufall handelt. Schauen wir uns also die bisherigen Beispiele in diesem Buch an. Können wir bei diesen Paaren das identische Grundthema erkennen?

Benannt hatte ich diese Gemeinsamkeit der Partner bereits im Beispiel »Die Pension«. Sie waren jeweils in einer Grundverwirrung aufgewachsen, die sie entscheidend prägte. Der Mann hatte als kleiner Junge erfahren müssen, dass die Welt, wie sie sich für ihn darstellte, nicht stimmte. Der Vater war nicht sein Vater, es gab plötzlich Großeltern, die eine Verbindung zu seinem leiblichen Vater herstellten, den er dennoch nicht kennenlernte. Die Mutter gründete mit einem dritten Mann eine neue Familie, in der er sich als Außenseiter erlebte. Wie soll ein Mensch mit dieser Geschichte jemals Vertrauen in die gegenwärtige Situation aufbauen? Er *weiß*, dass sie sich jederzeit auflösen kann.

Doch obwohl die Frau gänzlich anders aufgewachsen war, teilt sie mit ihrem Partner die grundlegende Erfahrung von Verwirrung. Die emotionale Besetzung durch ihre Mutter konnte sie nicht verstehen. Sie wusste nicht, was diese von ihr wollte und warum sie sich nicht ablösen durfte. Das machte sie zu einer Frau, die beständig auf der Hut war, ihre Eigenständigkeit zu bewahren. Aber auch sie konnte sich nie sicher sein, dass ihre Autonomie Bestand hat. Es sind »*die verwirrten Kinder*«, die zusammengefunden haben und die nun in ihrer Unsicherheit und Sehnsucht nach einem klaren Lebensentwurf ihr gemeinsames Leben gestalten.

Schauen wir uns als nächstes das Eingangsbeispiel »Die Wanderung« an. Bei dessen Schilderung hatte ich zwar erwähnt, dass es ein gemeinsames Grundthema gibt. Ich hatte es jedoch noch nicht hergeleitet und benannt. Dazu bedurfte es erst noch vorangehender Erörterungen, zu den Prägungen der Kindheit und der Herausbildung von Grundthemen. Wenn wir uns jedoch mit diesem Wissen noch einmal das Beispiel zu Gemüte führen, können wir beide als »*abgelehnte Kinder*« erkennen.

Das ist mehr als das von mir bei der Darstellung am Anfang bereits festgestellte mangelnde Selbstbewusstsein, das bei beiden zu erkennen ist. Die Frau machte sich ganz offensichtlich immer wieder klein und ging mit ihrem mangelnden Selbstvertrauen regelrecht hausieren. Dagegen lebte der Mann eine nach Außen demonstrierte Selbstsicherheit. Die Krise in der Partnerschaft zeigte jedoch, auf welch dünnem Eis er sich dabei bewegte. In der Tiefe war er nicht selbstbewusster als seine Frau.

Wenn ich ihr Grundthema nicht als mangelndes Selbstvertrauen, sondern als Ablehnung bezeichne, hat das zwei Gründe. Zum einen möchte ich zeigen, dass mangelndes Selbstbewusstsein eine Geschichte hat. Es ist nicht die Schuld der Frau und des Mannes, sondern hat seine Ursache in der Lebensgeschichte. Zum zweiten macht der

Begriff der Ablehnung die größere Wucht der Problematik deutlich, in der sie sich als Personen und als Paar befinden und die sich in der Dramatik des geschilderten Beispiels zeigt. Denn immerhin wurde in der Folge ihres Konflikts ein Kind abgetrieben. Die erlebte Ablehnung der beiden wurde so reinszeniert.

Die Frau konnte ihren Eltern nichts recht machen. Ihr wurde kaum etwas zugetraut. »Ach, lass mal. Ich mache das schon.« war der Spruch ihres Vaters. Zudem wurde sie sehr religiös erzogen. Und auch da konnte sie den moralischen Ansprüchen ihrer Eltern nicht genügen. In der Folge fühlte sie sich unsicher und suchte nach Halt, den sie in ihrem Mann zu finden glaubte. Der aber hatte es seinerseits als Kind mit einer kühlen Mutter zu tun, die ihm keine Herzlichkeit zeigte. Als er mit sieben Jahren allein zu einer Kur musste, weil er Atemwegsprobleme hatte, beschloss er beim Wiederkommen, sich nie wieder von seiner Mutter umarmen zu lassen. Er traf in solch jungen Jahren eine scheinbar autonome Entscheidung. Das gab ihm Stabilität.

In der vermeintlich erwachsenen Partnerschaft war die Frau besonders anhänglich, denn sie wollte die als Kind erlebte Ablehnung durchbrechen. Der Mann lebte jedoch den entgegengesetzten Pol. Er blieb emotional verschlossen und hielt damit die Frau auf Abstand. Seine Distanz wurde umso größer, je mehr sie sich ihm in ihrer Anhänglichkeit näherte. Sie zeigte sich in der Partnerschaft vor allem verletzlich und hoffte so auf Zuwendung. Er wollte seine Verletzungen auf keinen Fall offenbaren. Und so setzten sie ihr in der Kindheit erlerntes Bewältigungsverhalten im erwachsenen Leben fort. Bis dann der beschriebene Konflikt das Zusammenspiel beider zum Einsturz brachte.

Wenn wir uns diese Dynamik vor Augen halten, müssen wir uns fragen, ob die Krise der Partnerschaft für beide nicht Sinn macht. Sind denn wirklich diejenigen besser dran, die ihre in der Kindheit erlernten Bewältigungsmuster einfach nur fortsetzen? Eine Reifung findet dann jedenfalls nicht statt und die Partnerschaft verharrt auf dem ursprünglichen Niveau.

Und schließlich das dritte, bereits vorgestellte Paar, das beim Autofahren in Streit miteinander kam. Ihr Grundthema lässt sich als Wunsch verstehen, endlich »zu den Eltern durchdringen zu wollen«.

Die Frau hatte als kleines Mädchen keine Chance, mit ihrem Gefühl der ungerechten Behandlung endlich einmal anzukommen. Sie ist verzweifelt, weil ihr das einfach nicht gelang. Und auch der Mann wollte als kleiner Junge mit seiner Not bei seiner Mutter durchdringen – vergeblich. Die Verzweiflung der beiden wird auch hier wieder unterschiedlich ausgelebt. Während die Frau weiterhin kämpft und kämpft und kämpft, bemüht sich der Mann um Beruhigung seines Gegenübers. Auch das ist eine Art Kampf, jedoch ein stillerer.

Bei der Frau ist zudem das Thema der Ungerechtigkeit zu erkennen. Es gibt recht viele Paare, für die das Empfinden, ungerecht behandelt zu werden, von großer Bedeutung ist. Oft beschwert sich einer der beiden über vermeintliche oder reale Ungerechtigkeit in der Partnerschaft. Die Schilderungen sind von der Überzeugung getragen, dass es ein klares Ungleichgewicht in der Beziehung gibt. Aber ebenso sicher fängt dann der andere Partner an, von all den Ereignissen zu berichten, in denen er sich ungerecht behandelt fühlte. Der Streit findet kaum ein rationales Ende. Denn es geht um ein Empfinden, das seine Energie aus der Kindheit bezieht. Zwar zeigt sich oftmals, dass es in den Feldern partnerschaftlichen Handelns auch wirklich Ungerechtigkeiten gibt. Aber die sollten relativ leicht zu klären sein und sind meistens nicht so einseitig, wie die Partner es empfinden. Es ist wie in den bisherigen Beispielen auch: Ein Partner zieht sich mit seinem Ärger mehr zurück, während ihn der andere häufiger äußert.

In dem hier vorgestellten konkreten Beispiel zeigt sich demnach, dass es durchaus mehrere Themen geben kann, die durch die Kindheit getriggert sind. Aber dennoch gibt es in all dem Potpourri *das eine* Thema, das eine besondere Bedeutung hat und eine zentrale Stellung in der Paardynamik einnimmt. Das ist in diesem Fall der verzweifelte Versuch, zum anderen durchzudringen. Es ist die beständig wiederkehrende Thematik, die beide verbindet und die der Partnerschaft die spezifische Würze verleiht.

Weitere Beispiele für gleiche Grundthemen

Bei den bisher vorgestellten Paaren zeigt sich auf frappierende Weise, dass sie jeweils ein gleiches Grundthema zusammenfinden ließ. Diese Beispiele lassen sich fortsetzen. Ich möchte Ihnen noch ein paar aus unserer Beratungspraxis vorstellen.

Da ist das Paar, dessen Grundthema als *»Die drangsalierten Kinder«* bezeichnet werden kann. Die Frau wurde in ihrer Kindheit durch ihren Vater regelrecht tyrannisiert. Es gab Verbote und Schläge. Ihre Bedürfnisse zählten nicht. Und obwohl der Vater der offene Tyrann war, hat die Mutter sein Verhalten immer gedeckt. Sdas Kind empfand, dass es gegen den Druck der Eltern keine Chance hatte. Der Mann wiederum war Kind eines Lehrerehepaars, das ihn permanent unter Druck setzte. Er sollte sehr gute Leistungen bringen, sollte sparsam sein, sich ordentlich benehmen und so weiter und so fort. Seine ängstlichen Eltern verlangten von ihm eine permanente Anpassung.

Interessant ist auch hier wieder, wie verschieden beide Kinder das Gefühl des Drangsaliertwerdens bewältigt haben. Während die Frau schon früh rebellierte und sich oftmals trotzig gegen das wandte, was ihr abverlangt wurde, übernahm der Mann in manchen Punkten die Anforderungen der Eltern. Er lernte, auf Sparsamkeit und Sauberkeit zu achten. Das brachte ihm in der Kindheit Entlastung von der Bedrängnis seiner Eltern. Es wurde dann nicht auf ihn eingeredet und die Eltern kamen nicht mit in die Schule, wo sie ihn regelmäßig vor den Klassenkameraden blamierten.

In der Partnerschaft achtet er nun in besonderer Weise auf Sauberkeit und Energiesparen. Dass er damit mitunter seine Frau drangsaliert, bringt sie regelmäßig gegen ihn auf. Sie fühlt sich durch ihn missachtet. »Er sieht nicht, was ich alles richtigmache, sondern kritisiert immer nur.« Wobei die Verallgemeinerung ihrer Aussage zeigt, wie sehr dabei ihr kindliches Ich aktiviert wird. Dieser Streit, der in Heftigkeit geführt wird, ist für ihn dann auch eine Drangsal. Beide können in solchen Situationen nicht lockerlassen. Dabei haben sie jenseits dieses immer wieder aufbrechenden Konflikts eine gute Partnerschaft, bei der vor allem ihre gegenseitige Hilfe auffällt.

Beim nächsten Paar lautet das jeweilige Grundthema: »*Die gekrallten Kinder*«.

Die Kindheitssituation der Frau war dadurch gekennzeichnet, dass sie für die Mutter da sein musste. Der Vater war sehr oft auf Montage, worunter die Mutter litt. Ihre Tochter sollte sie dann in ihrer Haltlosigkeit beruhigen und ihr Halt geben. Sie war dann sehr jung aus dem Haus geflüchtet – aber direkt zu ihrem jetzigen Mann. Der war bis zu ihrem fünfundvierzigsten Lebensjahr ihr einziger Sexpartner. Als die Kinder groß sind, möchte sie ausbrechen und das Versäumte nachholen. Sie träumt vom Sex mit anderen Männern. Zweimal geht sie fremd. Gleichzeitig aber will sie auch ihren Mann nicht lassen. Sie möchte von ihm die Erlaubnis, sich auf andere Männer einlassen zu dürfen.

Auch der Mann war als Junge heftig von seiner Mutter in Beschlag genommen worden. Sie hatte ihn sehr spät bekommen. Die Ärzte hatten ihr wegen ihres Alters sogar zum Abbruch geraten. Als sie sich für ihn entschied, war er ihr »Ein und Alles«. Sie hat ihn verwöhnt und auch heute noch pflegt sie engen Kontakt zu ihm.

Ein wichtiges Kennzeichen dieser Paarbeziehung ist die Ambivalenz der beiden. Sie können sich nicht entscheiden. Die Frau möchte ausbrechen – und dann doch wieder nicht. Der Mann setzt die Frau unter Druck, macht ihr Vorwürfe. Aber auch er entscheidet sich nicht. Selbst als sie das zweite Mal fremdgeht, hält er es trotz heftiger Qualen aus und trennt sich nicht, obwohl er das zuvor angedroht hatte. Für beide ist das Gekralltwerden eben nicht nur belastend und freiheitseinschränkend. Es ist auch bequem, gibt Sicherheit und vermittelt das Gefühl, wichtig zu sein. Die Frau tendiert eher in Richtung Freiheit und der Mann zur Sicherheit. Allerdings tragen beide auch den Gegenpart in sich.

Beim folgenden Paar lässt sich als Grundthema »*Kinder, für die nichts übrig ist*« nennen.

Der Vater des Mannes war gewalttätig gegen seine Frau und seinen Sohn. Während der Wendezeit, als er etwa 16 Jahr alt war, ist die Mutter mit dem Geld des Mannes und des Sohnes heimlich abgehauen. Sie entzog sich nun endlich ihrem Mann, brach damit aber zugleich den Kontakt zu ihrem Sohn ab. Da er in dieser Situation um keinen Preis bei seinem Vater bleiben wollte, übernachtete er nun bei Klassenkameraden, schloss die zehnte Klasse ab und begann eine Lehre an einem anderen Ort. Er musste allein klarkommen und hat diese Herausforderung angenommen. Er ist heute erfolgreich in seinem Beruf, hat sich weiterqualifiziert und nimmt in dem Unternehmen, in dem er arbeitet, eine leitende Stellung ein.

Die Frau ihrerseits war die älteste Tochter. Als sie eineinhalb Jahre alt war, bekam ihre Mutter Zwillinge. Ab da musste sie nicht nur die eigenen Bedürfnisse zurückstellen, sie sollte der Mutter auch immer wieder helfen. Wer weiß, wie bedürftig Kinder im Alter von nicht einmal zwei Jahren sind, weiß, was das für das kleine Mädchen bedeutete. Als sie sechs Jahre alt war, haben sich die Eltern scheiden lassen. Die Mutter war dann recht schnell mit einem neuen Mann zusammen, der gegenüber der Tochter die Vaterrolle einnahm. Die Zwillinge lebten beim Vater. Auch jetzt war ihre Mutter nicht zugewandt. Sie erinnert sich, dass sie sich bei Krankheiten bereits im Kindesalter selbst um einen Arzttermin kümmern musste. Doch auch aus ihr wurde eine taffe, selbstständige Frau, die als Erzieherin arbeitet.

Beide leben eine Partnerschaft, die von ihren Freunden und Bekannten als ideal beschrieben wird. Sie haben ihr Leben gut im Griff, Probleme sind erst einmal nicht erkennbar. Auffällig ist jedoch, dass beide beim Reden eher rational und hart erscheinen. Wenn sie über sich reden, proklamieren sie ihre Ansichten. In einem Gespräch verglich ich ihre Art der Selbstdarstellung mit der DDR-Zeitung »Neues Deutschland«. Da wurde auch eine Welt beschrieben, wie sie vielleicht sein sollte, aber nie wirklich war.

Unter der Oberfläche war es längst nicht so großartig, wie behauptet. Wie auch? Mit diesen frühen Lebenserfahrungen konnte es nicht so gut gelingen, wie sie es sich wünschten. Natürlich berührt es mich, wie sich die beiden als Kinder zurechtfanden. Ich habe auch großen Respekt davor, in welcher Weise sie ihren Lebensweg gingen und gehen. Aber dennoch ist es wichtig, auch den Preis zu sehen, den sie dafür zahlen mussten und müssen – obwohl sie nichts für ihr Schicksal können. Und der besteht darin, dass sie wenig Herzlichkeit miteinander haben, dass sich ihre Seelen kaum berühren. Der Mann ist in seinem Job sehr viel unterwegs, die Frau in ihrem Beruf stark ausgelastet. Bei beiden ist eine Sehnsucht nach mehr zu spüren, wobei sie kaum sagen können, was ihnen fehlt. Irgendwann jedenfalls geht der Mann fremd und bringt so ihre »perfekte« Partnerschaft in eine Krise.

Das Grundthema eines weiteren Paares: *»Die abgestellten Kinder«*.
Der Mann hatte als Kind Bronchitis. Deswegen musste die Mutter mit ihm zuhause bleiben, wobei sie dennoch bei der Firma angestellt blieb. Sie arbeitete also, wie wir es heute

nennen, im »Homeoffice«. Das bedeutete zwar, dass er die ersten drei Jahre nicht in die Fremdbetreuung einer Kinderkrippe musste. Aber die Mutter hatte trotzdem keine Zeit für ihn. Er wurde in seine Spielecke abgesetzt und musste schnell begreifen, dass seine Mutter Ruhe für die Arbeit brauchte. Heute konstatiert er für sich, dass er keinen Mut hat, andere von seinen Ideen zu begeistern. Lieber hält er sich zurück. Das führt zu regelmäßigen Konflikten mit seiner Frau, die sich wünscht, er hätte mehr Initiative.

Aber – und das ist die Kehrseite – die Frau kann auch nur selten seinen Ideen zustimmen. Auch sie hat sich in ihrer Ursprungsfamilie vor allem allein gefühlt. Stets ging es um die Sorgen der Eltern. Sie beschreibt, dass sie in dieser Atmosphäre kaum Luft bekam. »Es war so eng zuhause.« Sie hat sich damit geholfen, dass sie Leistungssport trieb. Da wurde sich um sie gekümmert – wenn auch nur, damit sie Leistungen bringt. Als die nicht mehr ausreichten, musste sie erkennen, dass es auch hier nicht um sie ging. Sie wurde »abgestellt«.

Bei diesem Paar erleben wir wiederum einen sehr unterschiedlichen Umgang mit dem gleichen Grundthema. Während der Mann mit Rückzug reagiert und in Beziehungen eher den passiven Part einnimmt, ist die Frau aktiver und drängt darauf, dass etwas passiert. Damit bringt sie Leben in die Familie, ist aber eben auch schnell genervt, wenn etwas nicht in ihrem Sinne läuft. Und das ist oft der Fall.

Und schließlich: »*Die schuldig gemachten Kinder*«.

Der Mann berichtet, dass sich seine Eltern kein einziges Mal für irgendein Verhalten bei den Kindern entschuldigt hätten. Stattdessen erwarteten diese von ihren Kindern, bei den kleinsten Fehlern und geringstem Ärger um Verzeihung zu bitten. Seine Schwester wurde in der Schule mit Spitznamen „Sorry" gerufen, weil sie die Erwartung der Eltern so sehr verinnerlicht hatte, dass sie sich auch in der Schule und bei Freunden permanent entschuldigte. Auch er fühlt sich bis heute ganz schnell schuldig. Und wenn ihm jemand vorhält, was er real oder auch nur vermeintlich falsch gemacht hat, nimmt er das sofort an. Zugleich aber fühlt er Ungerechtigkeit. Er ärgert sich oft darüber, dass er immer schuldig sein soll, spricht das aber nur selten aus. »Es hat eh keinen Zweck.«, sagt er.

Auch für seine Frau ist das bestimmende Grundthema das der Schuld. Ihre Eltern hielten ihr ständig vor, was sie falsch gemacht hätte und wie sehr dadurch das Leben beschwerlicher würde. Allerdings hat sie gelernt, dagegen aufzubegehren. Sie wehrte sich spätestens seit ihrer Pubertät gegen die Schuldzuschreibungen. Das führte jedoch im erwachsenen Leben dazu, dass sie in der Partnerschaft und auch in anderen Beziehungen jegliche Schuld für jegliches Tun von sich weist. So wie der Mann zu schnell resigniert und die reale oder vermeintlich Schuld auf sich nimmt, ist sie keinesfalls bereit, klein beizugeben. Beide prüfen nicht, was an den Beschuldigungen richtig oder falsch ist, sondern reagieren sofort reflexartig in ihrer jeweiligen Weise. Das führt schnell zum Streit, aus dem er sich resigniert zurückzieht, während sie auf ihrer Meinung beharrt. Bei ihrem gemeinsamen Sohn ist ihnen nun aufgefallen, dass auch er sich immer wieder für die kleinste Kleinigkeit entschuldigt. Das haben sie eigentlich so nicht gewollt.

Die Beispiele lassen sich fortsetzen. Seit uns bewusstgeworden ist, dass es bei Paaren ein identisches Grundthema gibt, das die Partner aus ihrer jeweiligen Kindheitssituation mitbringen, haben wir jedenfalls keines kennengelernt, bei dem wir es nicht entdeckt haben.

Natürlich kreisen nicht das gesamte Fühlen, Denken und Handeln des Paares um dieses eine Thema. Auch die Konflikte können verschiedenartig sein und andere Themen berühren. Dennoch fällt auf, dass bei allen Paaren ein Thema aus dem gesamten Beziehungsfeld hervorsticht. Es ist das *eine* Thema, das für die jeweilige Persönlichkeit von zentraler Bedeutung ist und das beide Partner in der Tiefe miteinander verbindet. Es ist der Energielieferant für den Charakter des jeweiligen Menschen. Es macht seine Besonderheit und die des Paares aus.

Sicher lassen sich bei den einzelnen, hier vorgestellten Paaren auch andere Überschriften für das jeweilige Grundthema finden. Aber das damit Gemeinte ist keinesfalls austauschbar. Das Finden des Grundthemas ist kein beliebiger Prozess. Wichtig war uns, bei der zusammenfassenden Überschrift den existenziellen Inhalt der jeweiligen zentralen Kindheitserfahrung angemessen wiederzugeben. Dabei waren uns auch die Paare selbst behilflich, die natürlich die Experten ihres Gewordensein sind.

Vielleicht könnte noch die Frage aufkommen, ob unsere Beobachtung nur die Paare betrifft, die eine Beratung aufsuchen. Denn auf dieser Spezifik beruht unsere Stichprobe. Doch worin sollten sich diese Paare von den anderen unterscheiden? Krisen erleben sicher auch die, die keine Beratung aufsuchen. Die meisten Trennungen geschehen, ohne dass je externe Hilfe in Anspruch genommen wurde. Zudem läge es sicher näher, bei Paaren ein gleiches Grundthema zu vermuten, die keine Krisen durchleben und keine Trennungsabsichten haben. Aber auch das stimmt nicht. Das Grundthema eint alle Paare, die eine ernsthafte Verbindung eingehen und über die unmittelbare Verliebtheitsphase Bestand haben. Es ist gleichermaßen eine Falle wie eine Chance. Die Seelenverwandtschaft kann dazu verführen, mehr zu erwarten, als möglich ist. Zumal die Erwartungen oft darin bestehen, dass die Partnerschaft einfach so funktioniert. Zugleich aber macht es die gemeinsame Grunderfahrung möglich, sich im Miteinander besser zu verstehen und gemeinsam einen Weg zu reiferen Persönlichkeiten zu gehen. Ein Selbstläufer ist das jedoch nicht. Die Gesetzmäßigkeit des Grundthemas besteht erst einmal nur darin, dass auf dieser Basis eine auf Dauer angelegte Partnerschaft möglich wird. Ansonsten gibt es keine Garantie in die eine oder andere Richtung.

Bewältigungsverhalten

Wenn das Grundthema bei den Partnern gleich ist, warum unterscheiden sie sich dann in ihren Charakteren so sehr? Das gilt nicht unbedingt für alle Paare. Aber bei vielen müssen wir feststellen, dass sie in ihren Temperamenten und Handlungsmustern regelrecht entgegengesetzt sind.

Ich hatte dies bereits weiter oben als Folge unterschiedlicher Bewältigungsmuster beschrieben. Jedes Kind muss die gemachten Beziehungserfahrungen verarbeiten und in sein weiteres Verhalten integrieren. Das gilt insbesondere für Erfahrungen mit engen Bezugspersonen, von denen die

Kinder abhängig sind. Und vor allem trifft das auf die Bewältigung des Grundthemas zu, das in besonderer Weise prägend für das eigene Seelenempfinden ist.

In den Sozialwissenschaften wird dieser Verarbeitungsprozess in seiner Gesamtheit als »Sozialisation« bezeichnet. Damit sind sowohl die Erfahrungen des Kleinkindes mit der sozialen Umwelt als auch dessen gestaltende Reaktion gemeint. Das zusammen bildet die Persönlichkeit heraus.

Das ist nicht nur negativ zu sehen. Denn das Bewältigungsverhalten als Antwort auf das Grundthema ist nicht nur eine beschwerliche Notwendigkeit, sondern formt auch Kompetenzen. Die Art und Weise, mit der ein Kind auf die Situation und die Beziehungsformen reagiert, denen es ausgesetzt ist und dem es sich nicht entziehen kann, ist im Allgemeinen sehr kompetent. Es ist seine Art mit den gegebenen Bedingungen klarzukommen.

Aufgrund der Abhängigkeit eines Kindes von den Eltern und anderen Erziehungsinstanzen sind die Spielräume begrenzt. Und die genannten Beispiele lassen die Zwangsläufigkeit erahnen, mit der dieses oder jenes Verhalten herausgebildet und verinnerlicht wurde. Ein Kind zieht sich zurück, ein anderes kämpft gegen die Ungerechtigkeit an, ein drittes passt sich an und verhält sich still und so weiter und so fort. Da liegt wenig Beliebigkeit in dem eingeschlagenen Weg. Dennoch erfordert jeder Weg Energie und Willen – auch wenn das dem Kind nicht so bewusst sein mag. Es können vielleicht auch angeborene Eigenschaften eine Rolle spielen. Aber der soziale Einfluss, also die Art, wie das Grundthema entsteht und wie wiederum auf die Reaktion des Kindes geantwortet wird, ist von größerer Bedeutung.

Immer geht es für das Kind darum, in der gegebenen Situation zurecht zu kommen und die eigene Seele größtmöglich zu schützen. Ich kenne diesen Mechanismus aus der Gesundheitspsychologie. Sie erkannte, dass kein Mensch gegen seine eigenen Interessen handelt – selbst wenn es von außen betrachtet, vielleicht schwer zu verstehen ist. Also auch objektiv gesundheitsschädliches Verhalten, wie Alkohol- oder Nikotinkonsum, dient subjektiv der Selbstsorge. Es geht um Lebensbewältigung.

So ist es auch und gerade bei heranwachsenden Kindern. Und diese Sichtweise ist wichtig. Denn es geht um Empathie mit »dem Kind in sich«. Kinder vollbringen in ihrer Anpassung an die Verhältnisse, in die sie hineingeboren werden, großartige Leistungen und das wird viel zu wenig wahrgenommen. Vor allem sehen dies die Erwachsenen selbst oft nicht, wenn sie auf die eigene Kindheit schauen. Sie verstehen die Gründe für ihr Verhalten als Kind nicht und setzen damit das Unverständnis fort, dem sie als Kind von den erwachsenen Bezugspersonen ausgeliefert waren.

Dabei bilden sich in der Reaktion auf die Verletzungen der Seele Kompetenzen heraus. Es wurde gelernt, allein klarzukommen, oder für andere Verantwortung zu übernehmen. Es wurde gelernt zu kämpfen oder vorsichtig zu sein. Es entstand der Drang, die Welt rundherum zu verstehen, oder die Akzeptanz des Unabänderbaren. Es bildete sich ein Misstrauen gegenüber dem Verhalten anderer Menschen heraus oder die Sehnsucht, sich ganz auf jemanden anderen verlassen zu können. Und die einzelnen Eigenschaften lassen sich stets von zwei Seiten betrachten: Sie können gut sein und den Menschen in seinem Leben voranbringen. Sie können aber auch schaden. Beides hängt vom Maß der Ausprägung und von den sozialen Bedingungen der späteren Zeit ab. Deswegen können Menschen mit ähnlichen Grundthemen einmal sehr erfolgreich und in ihrem Umfeld geschätzt sein und ein anderes Mal im Leben scheitern. In den meisten Fällen ist es etwas dazwischen.

Problematisch werden die erlernten Verhaltensweisen im späteren Leben immer dann, wenn sie der jeweiligen Situation nicht gerecht werden. Sie sind unangemessen und zeigen ihren irrationalen Ursprung. Derjenige, der allein klarkommt, wird zum einsamen Menschen, der Verantwortung für andere übernimmt, verliert sich selbst aus dem Blick. Der Kämpfer will mit dem Kopf durch die Wand und der Vorsichtige scheut jeden Konflikt. Der die Welt verstehen will, lebt nur noch in seinem Kopf, während der Sehnsüchtige sich in eine unglückliche Liebe nach der anderen stürzt. Der Misstrauische hält jeden Menschen auf Distanz und derjenige, der alles akzeptiert, erduldet am Ende zu viel. Und auch diese Aufzählung lässt sich fortsetzen. Sie soll verdeutlichen, dass das in der Kindheit erlernte Verhalten einerseits Sinn gemacht hat und auch im erwachsenen Leben Kompetenzen mit sich bringt, doch zugleich störend und manchmal regelrecht zerstörend sein kann.

Das betrifft insbesondere Partnerschaften, die aufgrund ihrer Ausrichtung auf Intimität, Nähe und Alltag unter all den Beziehungen, die wir Menschen führen, eine besondere Stellung einnehmen. Es ist die Beziehung, die einerseits ein erwachsenes, auf Sinngestaltung ausgerichtetes Miteinander verwirklicht und andererseits durch die Sehnsucht bestimmt ist, mit den eigenen Verletzungen in einer guten Weise beim Gegenüber anzukommen und so heiler zu werden. Deswegen wird, wenn auch unbewusst, ein Mensch gesucht, der das gleiche zentrale Grundthema in sich trägt.

Beide Partner sitzen demzufolge im gleichen Boot. Und das ist erstaunlicherweise selbst bei den Paaren so, die dieses Empfinden gerade nicht haben. Ein zentraler Reifungsschritt in einer Partnerschaft ist nach meiner Auffassung, diese Sichtweise zu entwickeln und den anderen als Partner auf der erwachsenen Ebene, aber ebenso in seinen Kindheitsprägungen zu begreifen.

Gleichwertigkeitsbalance

Dazu zählt als wesentlicher Schritt die Akzeptanz dessen, was ich »Gleichwertigkeitsbalance« nenne. Gemeint ist damit, dass beide Partner in ihrer *seelischen Kompetenz* gleichwertig sind. Diese Tatsache ist erst einmal ähnlich schwer zu verstehen, wie das gemeinsame Grundthema. Erleben sich doch viele Paare als verschieden. Und das gilt für Konfliktthemen in besonderer Weise.

Auch von ihrem sozialen Umfeld werden die Partner häufig verschieden wahrgenommen. Damit sind zunächst charakterliche Unterschiede gemeint. Das lässt uns dann annehmen, dass oft gegensätzliche Menschen in Partnerschaften zusammenkommen. Manchmal sind die Verschiedenheiten so deutlich, dass sie Sympathien für den einen und Antipathien für den anderen hervorrufen. Da wird sich gefragt, warum der Mann überhaupt mit dieser »Zicke« zusammen ist. Oder: Warum es sich die Frau gefallen lässt, dass der Mann sie in der Öffentlichkeit so herablassend behandelt. Oder: Warum bleibt sie bei ihm, obwohl er schon das dritte Mal fremdgegangen ist. Oder: Warum lässt er sich so ausnutzen. Oder: Warum hält es die Frau immer noch mit dem Mann aus, obwohl er nicht über sein Empfinden redet und sie dagegen immer wieder betont, wie wichtig das für sie sei. Oder: Wieso ist er mit seinem Mann zusammengekommen, obwohl der ihm doch geistig überhaupt nicht ebenbürtig ist. Oder: Wie hält sie es in ihrer Lebendigkeit mit dieser trägen Frau aus. Und so weiter und so fort. Auch das sind wiederum nur einige Beispiele. Sie sollen verdeutlichen, dass Menschen in Partnerschaften häufig unterschiedlich wahrgenommen werden, es in ihrem Verhalten oft auch sind und es so manchmal schwer zu verstehen ist, was sie überhaupt zusammenhält.

Wenn wir uns jedoch die Tatsache vor Augen halten, dass beide Partner das gleiche Grundthema verbindet, relativiert sich die Verschiedenheit in einem wichtigen Punkt: in dem der seelischen Prägung. Da gibt es eine Gemeinsamkeit, die ihnen vielleicht selbst nicht bewusst ist, die aber dennoch Verhaltensweisen hervorbringt, die beide im Miteinander brauchen. Und das gilt gerade auch dann, wenn sie sehr unterschiedlich sind. Das ist, was der Paartherapeut Jürg Willi als »Kollusion« (Zusammenspiel) beschreibt. Er spricht davon, dass sich das jeweilige Sozialverhalten trotz aller Gegensätze entspricht[5] und ihre Aktionen aufeinander abgestimmt sind[6]. Es ist gerade die Gegensätzlichkeit, die sie verbindet.

Nicht das »böse Schicksal« hat dem Mann eine meckernde Frau beschert und er leidet nun unschuldig. Der Mann *braucht* die Demütigung. Ebenso wenig ist es Zufall, dass die Frau einen schweigsamen Mann hat, über den sie sich immer wieder ärgern muss. Sie *braucht* den Ärger. Der jeweils andere ist Bestandteil der eigenen seelischen Landkarte.

Eine der unsinnigsten Behauptungen in einer Partnerschaft lautet, man habe das falsche oder schlechte Verhalten des Partners einfach nur »zu lange mitgemacht«. Diese Meinung wird oft in Beratungen oder Therapien geäußert, wenn der Mann oder die Frau gefragt werden, worin denn ihre Verantwortung an der verfahrenen Partnerschaftssituation lag. Aber dieses Bild eines Opfers, das nur zu lange geduldet hat, ist insbesondere in unserer westlichen Kultur, in der es keine Zwangsheiraten gibt, irrig. Vor allem hilft es dem vermeintlichen Opfer nicht, die eigene Situation wirklich zu verstehen. Denn die Frage ist nicht das schlichte Aushalten der Fehler des anderen, sondern der Sinn, den diese Konstellation für das eigene Leben macht. Welche frühen Prägungen äußern sich darin? Welches Grundthema aus der eigenen Kindheit kommt hier zur Sprache? Worin genau liegt in diesem eigenen Verhalten – zum Beispiel dem Aushalten schlimmer Situationen – die Bewältigung der Kindheitssituation?

Und auch hier geht es keinesfalls nur um die problematischen Seiten des partnerschaftlichen Miteinanders. Das Zusammenspiel in entgegengesetzten Rollen, das Miteinander im ergänzenden Verhalten kann stabilisierend für die Seelen der Beteiligten und für die Partnerschaft wirken. Es geht bei der Gleichwertigkeitsbalance nicht nur um Konflikte, die aus dem Verhalten der Partner resultieren, sondern vielmehr um eine Gesetzmäßigkeit des Zueinanderkommens und Miteinanderlebens. Und das betrifft sowohl die positiven wie die negativen Auswirkungen.

Und um es noch einmal zu sagen: Hierbei geht es nicht um das Können und Nichtkönnen in Alltagsdingen. Es macht das partnerschaftliche Leben natürlich auch aus, dass man sich helfen kann und sich gegenseitig das Leben erleichtert. Daher sind unterschiedliche Fertigkeiten und Begabungen durchaus hilfreich. Ebenso wie gleiche Interessen die Partnerschaft schöner gestalten lassen. Aber das sind keine Grundsatzfragen.

Die aber sind berührt, wenn es um den seelischen Raum geht und sich die Frage stellt, wie mit den in der Kindheit erlittenen Verletzungen und dem erlernten Bewältigungsverhalten umgegangen wird. Und hier treffen wir – zumindest bei Paaren, die länger als ein paar Tage zusammen sind – auf die Gleichwertigkeit der seelischen Qualität. Diese ergibt sich aus den Erfahrungen der Kindheit und bildet sich aus dem Zusammenspiel von Kompetenzen und Begrenzungen, von seelischer Stärke und Verletzungen. Hier bewegen sich beide Partner auf einem qualitativ vergleichbaren Niveau. Wäre es deutlich unterschieden, hätte eine Partnerschaft über die Verliebtheitsphase hinaus keinen Bestand. Es gibt halt am Ende nicht den Besseren oder den Schlechteren, auch wenn es manchmal so scheinen mag. Und somit stehen beide gleichermaßen in der Verantwortung für die Gestaltung der Partnerschaft.

Wenn Sie meinen, Ihr Partner sei seelisch kränker oder gesünder als Sie, schauen Sie ihn und sich bitte noch einmal genauer an.

Gibt es eine Geschlechtsspezifik?

In den von mir bisher geschilderten Beispielen taucht ein interessantes Phänomen auf. Es betrifft die Geschlechtsspezifik des Bewältigungsverhaltens. Während sich das Grundthema bei einem Paar gleicht, ist das daraus resultierende Bewältigungsverhalten oftmals verschieden.

Da will der eine Partner beim Gegenüber durchdringen, während der andere eher in den Rückzug geht. Einer findet, dass alles keinen Zweck hat, der andere gibt nicht auf. Einer möchte die Konflikte lieber beruhigen, der andere zieht dagegen lieber in den Kampf. Einer ist eher passiv, der andere ist eher aktiv. Diese Entgegensetzungen spiegeln die Alternative wider, die ein Kind hat, das mit seinen Verletzungen zurechtkommen muss: Findet es sich damit ab oder begehrt es auf. Der Weg, den ein Kind in Richtung der einen oder der anderen Seite geht, ist vor allem davon abhängig, was ihm durch die Bezugspersonen oder andere Umstände seiner sozialen Welt als der gangbare angeboten wird. Wobei es sich stets um unbewusste Prozesse handelt.

Die Bewältigungsmuster sind aus der Not geboren, haben jedoch immer auch etwas für sich. Das sich Abfinden entspricht der abhängigen Position, in der sich ein Kind zwangsläufig befindet. In den allermeisten Fällen muss sich ein Kind in der Familie einordnen und seinen Platz finden. Die Anpassung ist notwendig. Aber es gibt auch Kinder, die aufbegehren, die durchdringen und für ihr Empfinden kämpfen möchten. Sie sind bereit, dafür auch Ärger in Kauf zu nehmen. Wir alle kennen solche Kinder.

Und wir wissen, dass sowohl die Angepassten als auch die Rebellen einen Preis für ihr Verhalten zahlen mussten.

Im erwachsenen Leben setzt sich diese Ambivalenz fort. Akzeptanz des Unabänderlichen und das Aufbegehren gegen Ungerechtigkeiten sind beides notwendige Verhaltensweisen. Schade eben nur, dass die einen eher zu viel akzeptieren, während die anderen eher zu viel meckern. Die Kunst bestünde darin, beide Seiten nicht zu übertreiben und der jeweiligen Situation entsprechend zu handeln. Dieses ausbalancierte Verhalten gelingt jedoch den wenigsten. Jeder tendiert aufgrund seines Charakters mehr in die eine oder mehr in die andere Richtung. Und die Bildung des Charakters geschieht in den erworbenen Bewältigungsmustern der Kindheit.

In den bisher vorgestellten Beispielen zeigt sich jedoch eine überraschende Geschlechtsspezifik: Die Männer tendieren in den Partnerschaften mehr zur passiven, aushaltenden Seite, während die Frauen häufiger gegen ihr Schicksal rebellieren. Das ist doch interessant, oder?

Selbstverständlich kennen wir auch die genau entgegengesetzte Konstellation. Das spricht dafür, dass es sich hierbei nicht um eine biologische Tatsache handelt, sondern um etwas, was sich aus den ersten Beziehungserfahrungen des Kindes ergibt. Aber die Tendenz, die uns nicht nur in den hier vorgestellten Beispielen begegnet, ist allgegenwärtig. Frauen möchten eher zum Partner durchdringen. Sie wollen das Miteinander verstehen. Während Männer häufiger die Tendenz haben, sich zurückzuziehen und eher nicht über sich zu sprechen. Das ist auch deswegen interessant, weil es durchaus Bereiche gibt, in denen Männer öfter lauter sind. Sei es bei den Fangesängen auf dem Fußballplatz, sei es in Parteien oder in ihrer

Arbeitswelt. Wesentlich mehr Jungen fallen bereits im Kindergarten oder in der Schule durch ihr lautes und hyperaktives Verhalten auf. Dabei leiden auch Mädchen häufiger als allgemein bekannt unter dem Aufmerksamkeitsdefizitsyndrom. Aber sie ziehen sich dabei eher in sich zurück, was dann nicht so bemerkt wird. Bei Jungen dagegen ist ADHS eine verbreitete Diagnose, die gesellschaftliche Aufmerksamkeit bekommt.

Diese Befunde stehen in einem auffälligen Gegensatz zu dem, was wir in den aufgeführten Beispielen festgestellt haben. Dennoch gibt es auch jenseits von Partnerschaften weitere Bereiche erwachsenen Lebens, in denen eine Zurückhaltung von Männern festzustellen ist. So etwa beim Gesundheitsthema. Hier ist zu beobachten, dass es Männern allgemein schwerer fällt, über ihre Nöte zu sprechen und vor allem Hilfe für sich einzufordern. Dreimal so häufig nehmen sie sich das Leben, während Suizid*versuche* etwa zehn Prozent häufiger von Frauen verübt werden. Das heißt, dass Männer diese Form der vermeintlichen »Lebensbewältigung« konsequenter und letztlich einsamer vollziehen. Diese Beobachtung entspricht dem, was wir eben auch in Paarbeziehungen feststellen.

Wenn wir das defensive Verhalten von Jungen und Männern und im Gegensatz dazu die Felder anschauen, in denen sie lauter sind, dann wird der entscheidende Unterschied deutlich. In Partnerschaften oder auch bei der Gesundheit geht es um die *eigenen* Nöte, um die *eigenen* Verletzungen. Die anderen, die »lauten« Lebensfelder betreffen nicht das Eigene. Bei ihnen geht es nicht um Nöte, sondern um Darstellung. Sie muten demnach eher als Kompensationen des inneren Seelenempfindens an.

In nahen Beziehungen, aber auch bei Gesundheitsthemen geht es um das unmittelbare Seelenerleben, um das Empfinden für sich selbst. Es geht um die Frage, wie mit den eigenen Nöten umgegangen wird und ob hierbei Hilfe und Verständnis erwartet werden können. Bei Jungen und später dann den Männern scheint öfter die resignative Ansicht zu bestehen, im Gegenüber keine Offenheit zu finden und sich eher gegen Bedrängnis wehren zu müssen. Und wenn wir den bisherigen Ausführungen folgen, sollten wir die Ursache in den Kindheitserfahrungen finden. Dem resignativen Verhalten liegt die tiefe Erfahrung zugrunde, keine Adresse für die eigenen Nöte zu finden.

Mädchen kommen mit ihren Nöten in ihren Familien oder im näheren sozialen Umfeld zumeist auch nicht an. Das wird schon daran deutlich, dass wir bei Frauen und Männern identische Grundthemen feststellen. Auch die bei Paaren festzustellende Gleichwertigkeitsbalance spricht für die Annahme, dass es weder Mädchen noch Jungen in dieser Beziehung wirklich bessergeht. Und dabei ist es egal, ob die Partnerschaften aus Frau und Mann, Mann und Mann oder Frau und Frau bestehen.

Aber dennoch gibt es diese geschlechtsspezifisch unterschiedliche Tendenz. Offensichtlich möchten Mädchen und in der Folge auch Frauen häufiger gegen ihre Situation ankämpfen und zum Gegenüber durchdringen, während Jungen und in der Folge Männer sich eher resigniert zurückziehen. Und so stoßen wir bei aller Gleichwertigkeit und den identischen Grundthemen auf eine innerfamiliäre Geschlechtsspezifik, die eine wichtige Auswirkung auf die Wege hat, die das Bewältigungsverhalten der Kinder nimmt.

Den Ausgangspunkt für dieses Phänomen finden wir in dem, was ich in meinem Buch »Der Männerversteher« als die »zentrale Stellung der Mütter«[7] beschrieben habe. Aufgrund der biologischen Gegebenheit, dass die Kinder in der Mutter heranwachsen, mit ihr in den Anfängen des Lebens symbiotisch verbunden sind, besteht eine unmittelbare Abhängigkeit von ihr. Ohne Mutter kann kein Mensch ins Leben kommen. Daraus resultiert eine enge und selbstverständliche emotionale Bindung zwischen Mutter und Kind. Beim Vater ist dies nicht so. Seine Beziehung zum Kind ist nicht durch diese ursprüngliche Abhängigkeit geprägt und sie ist auch nicht so selbstverständlich gegeben. Er spielt in dieser frühen Phase der Kinder eine andere Rolle. Er ist der Partner der Mutter. Er schützt die Mutter-Kind-Beziehung und hilft zugleich Mutter und Kind, das ursprüngliche Angewiesensein allmählich zu lösen[8].

In dieser frühen Lebenssituation trifft die Mutter »als Frau« auf das Kind und reagiert dabei unausweichlich auf die Tatsache, dass das Baby ein Mädchen oder ein Junge ist. Die amerikanische Soziologin und Psychoanalytikerin Nancy Chodorow hat bereits in den neunzehnhundertachtziger Jahren in ihrem Buch »Das Erbe der Mütter«[9] beschrieben, dass die Geschlechtsspezifik der Mutter Unterschiede bei ihrem Umgang mit dem Baby beziehungsweise dem Kleinstkind zur Folge hat. Die Mutter kennt sich als Mädchen. Daher ist sie stärker mit ihrer Tochter identifiziert. Sie weiß beziehungsweise glaubt zu wissen, wie es ihr geht und was sie bewegt. Ihr Sohn ist dagegen »der Andere«. Aufgrund dieser Konstellation werden Mädchen länger in der Symbiose gehalten. Die Ablösung findet im Vergleich zu den Jungen später statt.

So ist beispielsweise beobachtet worden, dass Mädchen durchschnittlich länger gestillt werden als Jungen.

Chodorow beschreibt, dass Mädchen es schwerer haben, sich zu separieren, sich abzugrenzen. Das führt dann im späteren Leben dazu, dass Frauen länger in engeren Beziehungen bleiben und diese insgesamt exklusiver verstehen. Damit ist vor allem ein inneres Festhalten gemeint. Die äußere Trennung, die öfter von Frauen initiiert wird, ist hingegen Resultat eines längeren Ringens. Frauen kämpfen, sie wollen durchdringen. Sie machen sich Gedanken um den anderen, sie lassen ihn – erst einmal – nicht los. Auf der anderen Seite kann die frühe Identifikationserfahrung mit der Mutter dazu führen, dass Frauen einen größeren Selbstbehauptungswillen in Partnerschaften haben.

Jungen hingegen werden schneller von ihren Müttern »freigegeben«. Das scheint zunächst das bessere Schicksal zu sein, übersieht jedoch, dass Jungen dabei gezwungen sind, früher mit sich selbst zurechtkommen. Für sie gibt es seltener eine Bezugsperson, der sie sich in ihrer emotionalen Belastung anvertrauen können. Das gilt selbst bei Jungen, die »Muttis Sonnenschein« sind. Denn gerade dann wird ihre Not nicht gesehen.

Deswegen haben Männer die Tendenz, sich in Konflikten zurückzuziehen. Sie wollen ihre Nöte mit sich klären. Für problematische Partnerschaftssituationen bedeutet das, dass sie schneller aus der Beziehung gehen – auch wenn sie nach außen noch lange in ihr bleiben.

In diese Situation ist natürlich auch der Vater hineinzunehmen, denn Elternschaft ist stets ein partnerschaftliches Geschehen. Die Konflikte, die die Eltern miteinander austragen, haben immer eine unmittelbare

Auswirkung auf die Beziehung zu den Kindern und ihre Erziehung. Der Vater, der die eigenen Kinder auf Abstand hält, wird für deren Nöte kein Verständnis haben. Er wird sich schwer damit tun, ihnen zu helfen, die Bindung zur Mutter allmählich und in positiver Weise zu lösen. Ebenso wird ein Vater, der sich in der Kindererziehung seiner Frau anpasst, seinen Kindern keine ausgleichende Hilfe sein.

Häufig passiert es, dass die Kinder in das Gegeneinander der Eltern einbezogen werden. Aufgrund der ursprünglicheren Beziehung der Mutter zu den Kindern sind diese sehr oft auf ihrer Seite und der Vater sieht sich einer Familienfront gegenüber. Zahlreiche Männer berichten zudem, dass sie unter dem mütterlichen Auftrag aufgewachsen sind, einmal ein besserer Mann als der Vater zu werden. Manche Väter versuchen dem entgegenzuwirken, indem sie ihrerseits versuchen, die Kinder gegen ihre Mutter auszuspielen. Auch das gelingt mitunter.

Wie immer sich die familiäre Situation auch im Konkreten darstellt: Es zeigt sich, dass es nicht nur für die Partnerschaft selbst wichtig ist, im Miteinander zu sein. Auch die Elternschaft sollte partnerschaftlich gelebt werden. Chodorow sieht hier den Vater in der Pflicht, Einseitigkeiten durch ein aktives Engagement entgegenzuwirken. Andererseits müssen jedoch auch die Mütter bereit sein, ihre zentrale Stellung in der Familie und damit ihre Machtposition aufzugeben. Untersuchungen haben nachgewiesen, dass sich Kinder umso sozialer entwickeln, desto partnerschaftlicher die Eltern die Kindererziehung und -beziehung gestalten[10].

Das partnerschaftliche Miteinander, das als Paar, aber eben auch als Eltern von zentraler Bedeutung ist, meint sicher auch die äußere Struktur in Hausarbeit und

Kindererziehung. Mehr aber noch meint es die innere Haltung der Partner. Es geht um die angesprochene Erkenntnis, dass beide in einem Boot sitzen.

Das Gefühl von Ungerechtigkeit, von Benachteiligung bis hin zu dem Glauben, sich um jeden Preis behaupten zu müssen, hat vielleicht auch etwas mit dem erwachsenen Zusammenspiel eines Paares zu tun. Vor allem aber ist es ein Empfinden, das aus den Kindheitserfahrungen gespeist wird. Die wesentlichen Streitereien in einer Partnerschaft resultieren aus Verletzungen der Kinderseele, die die Beteiligten in sich tragen und die in nahen Beziehungen wie einer Partnerschaft fast zwangsläufig berührt werden.

Dabei fällt uns übrigens auf, dass Paare, die vermeintlich moderne Beziehungsarrangements leben und für die das Thema Gleichberechtigung ganz wichtig ist, in ihrer Partnerschaft selten wirklich im Miteinander sind. Das Problem liegt darin, dass die äußeren Strukturen zwar wichtig sind, aber die inneren Verletzungen nicht zu heilen vermögen. Das aber wird gerade bei diesen Paaren häufig erwartet. Die Partner glauben, dass dann alles gut wird, wenn alle Arbeiten und die gesamte Zeit gleichmäßig verteilt ist. Und plötzlich stehen sie vor der Tatsache, dass sie zwar alles geregelt haben, aber sie sich immer noch nicht wirklich gut miteinander fühlen. Die vermeintlich modernen Arrangements sind häufig durch Kampf geprägt. Da werden alle Versatzstücke gesellschaftlicher Erzählungen zu Hilfe genommen, um gegen den anderen aufzurüsten. Aber das heilt die frühen Wunden nicht.

Was aber möglich ist: Sich auch in der frühen Geschichte als gleichberechtigt zu erkennen. Weder Frauen noch Männer sind die besseren Menschen. Männer wie Frauen tragen gleiche seelische Verletzungen und Nöte in sich.

Die Unterschiede, die sich in den geschlechtsspezifischen Verhaltensweisen oder auch in gesellschaftlichen Strukturen zeigen, haben eher in den Bewältigungsformen ihren Ursprung. Die aber unterscheiden sich in der Qualität – zumindest in unserer westlichen Kultur – zwischen Frauen und Männern nicht. Eine Befriedung des Geschlechterverhältnisses und der gesellschaftlichen Strukturen kann es nur geben, wenn dieses Gemeinsame, das unsere seelische Verfassung ausmacht, gesehen und akzeptiert wird.

Geschwisterkonstellationen

Neben der Geschlechtsspezifik gibt es weitere Faktoren, die über die schlichte Tatsache der Individualität der Eltern hinaus Einfluss auf die Entwicklung eines Kindes und der Herausbildung des jeweiligen Grundthemas haben. Da spielt die Familiensituation eine wesentliche Rolle, aber auch gesellschaftliche Bedingungen.

Ein zentrales Thema ist hier sicher die Geschwisterkonstellation, in die ein Kind hineingeboren wird. Themen wie Einzelkind, Anzahl der Geschwister, Erst- und Letztgeborene, Sandwichkinder, aber auch die ungeborenen und die gestorbenen Geschwister spielen eine wichtige Rolle für die Entwicklung eines Kindes. Ich kann beispielsweise bei meinen Enkeln beobachten, wie sehr die älteren Geschwister durch die jüngeren immer wieder in ihrem Spiel gestört werden, wie sehr sie sich auf diese Situation einstellen, kooperieren und sich schützen müssen. Diese Erfahrung hat natürlich Einfluss auf die Art und Weise, wie später nahe Beziehungen gelebt werden. Dabei spielt es jedoch auch eine Rolle, wie aufmerksam die Eltern diesen Prozess begleiten, die Kinder in ihren Bedürfnissen unterstützten und vielleicht auch Ausgleiche schufen. Oder ob sie die Kinder mit den Konflikten allein ließen. Das jedenfalls erlebt ein Einzelkind nicht, das seinerseits stärker auf die Eltern fixiert ist beziehungsweise diese auf das Kind.

Was sich in unserer Arbeit jedoch nicht bestätigt hat, sind schematische Aussagen im Sinne von: »Erstgeborene sollten keinen Partner suchen, der selbst ein Erstgeborener ist. Das könne nicht gutgehen.« oder »Sandwichkinder sind stets kompromissbereit und daher gute Partner für die freiheitsliebenden Letztgeborenen.« Das Leben ist nicht so, dass es solche Schemen grundsätzlich befolgt, auch wenn sie logisch klingen und in einer gewissen Häufigkeit auftreten. Wenn dann auch noch Handlungshinweise gegeben werden im Sinne von »Wenn Du das bei Deiner Partnerwahl beachtest, vermeidest du Probleme und es wird eine harmonische Partnerschaft.«, wird es absurd. Es ist diese Ratgeberliteratur, die den Sorgen und Nöten von Partnerschaftsgeplagten einfache Erklärungen und Lösungen anbietet, den Lesern dabei zunächst das Gefühl vermittelt, endlich das Problem zu verstehen, und am Ende dennoch nicht hilft.

Trotzdem spielen die Geschwisterkonstellationen eine wichtige Rolle. Sie sind jedoch eingebettet in das Gesamtgebilde der Familie, das noch durch weitere Faktoren bestimmt wird. Auf jeden Fall lohnt es, sich mit seinem Verhältnis zu den Geschwistern zu befassen.

In einem bereits erzählten Beispiel konnten wir wichtige Themen erkennen, die mit den vorhandenen oder auch nicht vorhandenen Geschwistern zusammenhängen. Ich meine das Paar, bei dem sich die Frau über das Verhalten beklagt, das ihr Mann in der Öffentlichkeit zeigt (»Der zotige Mann«). Sie fühlt sich für sein vermeintliches Fehlverhalten verantwortlich. Das erinnert sie an ihre Kindheit, als sie im Auftrag der Eltern Verantwortung für ihre vier jüngeren Geschwister übernehmen musste. Klappte das nicht wie gefordert, wurde sie bestraft. Der Mann seinerseits war ein Einzelkind. Aber er wurde von seiner Mutter für die schmerzhafte Geburt verantwortlich gemacht. Dieses Ereignis wiederum war die angebliche Ursache dafür, dass die Eltern keine weiteren Kinder wollten. Er wurde also dafür verantwortlich gemacht, dass seine möglichen Geschwister nicht geboren wurden, und fühlte sich somit auch noch selbst schuld an dem Einsamkeitsgefühl seiner Kindheit.

Für die Frau wie für den Mann war die jeweilige Geschwisterkonstellation ein zentraler Bestandteil ihrer Kindheit und bestimmte zudem ihr Grundthema. Und obwohl die Konstellation beider als Erstgeborene nach Meinung der Ratgeberliteratur eher ungünstig ist, ist ihre Partnerschaftsprognose gar nicht so schlecht. Denn beide finden im jeweils anderen ein bei ihnen selbst vernachlässigtes Entwicklungsthema. Sie eint somit eine ähnliche seelische Verwundung und eröffnet zudem eine Reifungsperspektive.

Weitere Beispiele für die Bedeutung von Geschwisterkonstellationen:

Da ist die Frau, die als Zwilling geboren wurde. Sie baut eine ernsthafte Beziehung auf, die nach einigen Anlaufschwierigkeiten einen guten Verlauf nimmt. Dann bekommt das Paar ein Kind. Ab diesem Zeitpunkt wird ihr

Miteinander schwieriger. Der Mann, ein Einzelkind, fühlte sich häufig durch die Ansprüche des Kindes überfordert, während die Frau ihr Leben sehr an dem des Kindes ausrichtete. Noch mit fünf Jahren kommt das Kind allnächtlich zu den Eltern ins Bett. Das hält der Mann kaum aus, während die Frau keinen Grund sieht, das Kind zu begrenzen. Das Paar streitet sich viel. Während der Mann zunehmend offener seine Unzufriedenheit äußert, konzentriert sich die Frau immer mehr auf das Kind. Beide trennen sich, als das Kind sieben Jahre alt ist. Seitdem lebt die Frau mit ihrem Kind allein.

Interessant ist, dass die Frau später einmal berichtete, dass sie die Ursache für das Scheitern der Beziehung auch darin sieht, dass sie sich als Kind in einer innigen, exklusiven Beziehung mit ihrem Zwillingsbruder befand. Ihr war im Nachhinein klargeworden, dass sie nicht mit zwei Personen gleichermaßen in einer engen Beziehung leben kann. Das Kind bietet ihr – zumindest bis zu seinem Erwachsenwerden – zudem ein sicheres Miteinander, nach dem sie sich sehnt, seitdem ihr Bruder in einer anderen Stadt wohnt. Natürlich ist zu fragen, was das für ihr Kind bedeuten mag, wenn es für seine Mutter innerseelisch die Zwillingsposition einnehmen muss. Jedoch ist auch der Mann aus der Paardynamik und dem Scheitern der Partnerschaft nicht ganz herauszunehmen. Auch bei ihm ist zu erkennen, dass ihn seine Einzelkinderfahrung die Anstrengungen des familiären Miteinanders schwer aushaltbar gemacht hat.

Da ist das Paar, bei dem beide die jüngsten Kinder in ihren Ursprungsfamilien waren. Der Mann hatte es schwer, sich gegen seine älteren Brüder zu behaupten. Er wurde das rebellische unter den Kindern, was zu DDR-

Zeiten auch politische Schwierigkeiten in der Schule mit sich brachte. Der Frau wiederum wurden durch deren Eltern immer wieder die erfolgreichen Geschwister vorgehalten. Auch sie entwickelte sich zur Rebellin. Als sie sich kennenlernten, waren sie beide kämpferische Charaktere, die sich jedoch auch in ihrer Partnerschaft nichts schenkten. Das ging bis zur gegenseitigen Gewalt. So viel Rebellion war letztlich zu viel für die Partnerschaft, so dass sie sich schließlich trennten.

Das waren zwei Beispiele, in denen sich die Geschwisterkonstellationen ungünstig auf die spätere Partnerschaft auswirkte. Das muss aber keinesfalls so sein, wie bereits das erste Beispiel zeigte.

Eine Konstellation, die eher »klassisch« zu nennen ist, ergibt sich aus einem Mann, der zwei jüngere Schwestern hatte, und einer Frau, die mit einem älteren Bruder aufwuchs. Der Bruder der Frau war der »Kronprinz«, sie fühlte sich demgegenüber als ein »notwendiges Übel«. Schon als kleines Kind versuchte sie immer wieder, Aufmerksamkeit zu erregen. Aber meistens blieb sie hinter der Aufmerksamkeit für den älteren Bruder zurück. Als sie dann als junge Frau mit einem Mann zusammenkam, der als älterer Bruder aufgewachsen war, konnte sie ihren Drang, sich behaupten zu wollen, fortsetzen. Das gelang ihr zunächst nur mit mäßigem Erfolg. Sie fühlte sich auch jetzt noch, als hätte sie eine Tarnkappe auf.

Positiv war allerdings, dass ihr Mann in seiner Ursprungsfamilie zwar viel Aufmerksamkeit bekommen hatte. Aber die galt im Grunde nicht ihm. Im Blick der Eltern waren vielmehr die Aufgaben, die ihm zugewiesen wurden. Während sie die beiden kleineren Schwestern eher in Ruhe ließen, wurde er mit zahlreichen Aufträgen belegt. Er hat sich daher oft gewünscht, nicht so sehr im Fokus zu stehen.

So unterschiedlich also ihrer beider Situation war, so sehr entspricht sich dennoch ihr Grundthema. Beide empfanden sich nicht wirklich im Blick ihrer Ursprungsfamilien. Bei der Frau war das leicht zu erkennen, während die Aufmerksamkeit, die dem Mann vermeintlich zuteilwurde, nicht ihm galt. Im Gegenteil. Auch er fühlte sich nicht wirklich gesehen.

Als sie dann zusammenkamen, ging es beiden darum, endlich »bei sich« anzukommen, was immer das im Einzelnen auch heißen mochte. Ihre Empfindsamkeit war stark ausgeprägt. Der Mann entzog sich schnell den an ihn gestellten Anforderungen, während sie »es allen beweisen wollte« und damit auch in der Gefahr stand, zu viel zu tun. Beide konnten sich in ihrem spezifischen Zusammenspiel jedoch durchaus hilfreich sein, um die Balance zwischen »zu viel« und »zu wenig« zu finden – sowohl einzeln als auch in ihrer Partnerschaft.

Eine besondere Geschwisterkonstellation zeigt sich bei einem Paar, dessen identische Grundthemen lauten: »Das Kind, das nicht sein sollte«. Der Mann war eigentlich das vierte Kind seiner Eltern. Die ersten beiden waren jedoch sehr früh gestorben. Das älteste bereits im Mutterleib, das zweite drei Tage nach dessen Geburt. Dann kam seine Schwester auf die Welt und schließlich er. Erst mit etwa zehn Jahren erfuhr er von seinen toten Geschwistern. Was er dann jedoch begreifen musste: Es gäbe ihn nicht, wenn seine älteren Geschwister überlebt hätten. Seine Eltern hätten nie vier Kinder gewollt.

Bei ihm war auffällig, dass ihn bereits als kleines Kind Todesangst plagte, die ihn nachts oft nicht schlafen ließ.

Dennoch oder gerade deswegen wurde er ein Kämpfer. Dabei fiel auf, dass ihm nichts selbstverständlich schien. Er rang sein Leben förmlich dem Leben ab.

Bei seiner Frau war die ursprüngliche Konstellation eine andere. Sie war die Älteste in der Geschwisterreihe. Aber sie war für ihre Eltern zu früh gekommen. Da es zur damaligen Zeit noch keine legale Abtreibungsmöglichkeit gab, versuchte ihre Mutter, die Schwangerschaft mit einer Stricknadel zu beenden, was misslang. Die Frau berichtete, dass sie bereits als Erstklässlerin heimlich auf einen Friedhof zu den Kindergräbern ging. Dort freute sie sich, dass sie älter als die dort begrabenen Kinder war, sie also überlebt hatte. Auch für sie war das Todesthema ein Begleiter schon in Kindertagen und auch sie wurde ein Kämpfer. Das unterschied sie von ihrem jüngeren Bruder, der dieses Thema nicht im gleichen Maße hatte.

Das Besondere an diesem Paar ist jedoch nicht ihr Kampf an sich. Denn das ist – wie wir sehen konnten – ein verbreiteter Bestandteil des Verhaltens, das Kinder als Bewältigung ihres Grundthemas entwickeln. Bei ihnen ist es vor allem ein Kämpfen für sich. Das konnte sich auch manchmal gegen den anderen wenden. Ihre Streitereien waren zum Teil heftig. Aber sie hatten auch die Möglichkeit, sich mit dem anderen in seiner Not zu solidarisieren. Sie wussten beide, dass sie ursprünglich nicht hätten sein sollen. Und das verband sie.

Die hier vorgestellten Beispiele geben keinesfalls die komplette Vielfalt geschwisterlicher Situationen wieder. Sie sollen lediglich exemplarisch zeigen, worum es gehen kann, wenn die eigene Partnerschaft unter dem Thema der ursprünglichen Geschwisterkonstellation betrachtet wird.

Sie sollen Mut machen, die Familiensituation, in der man aufgewachsen ist, zu erinnern und deren Bedeutung für die weitere Lebensgestaltung, insbesondere die Partnerschaften zu verstehen. Dabei geht es keinesfalls nur um die Strukturen der eng umgrenzten Kernfamilie Mutter-Vater-Kinder. Der »Geist der Familie« kann durch viele weitere Gegebenheiten beeinflusst werden.

Da sind die Familien, aus denen Vater und Mutter entstammen. Diese haben jeweils eine Geschichte, die in die eigene Ursprungsfamilie hineinspielt und diese beeinflusst. Wie wurde die Ehe der eigenen Eltern von deren Eltern angenommen? Welche Ereignisse spielten dabei eine Rolle? Manchmal gibt es gar weiter in die Historie zurückreichende Ereignisse, die das Klima beeinflussten, in denen die Eltern aufwuchsen.

Am präsentesten – auch in der gesellschaftlichen Diskussion – sind Erfahrungen aus dem Zweiten Weltkrieg. Wir haben zahlreiche Paare erlebt, die von furchtbaren Ereignissen berichteten, denen ihre Eltern oder Großeltern ausgesetzt waren. Vom Tod von Familienangehörigen oder Freunden, von Schuld und Vertreibungen oder einfach von schrecklichen Erlebnissen. Insbesondere Sabine Bode beschrieb in ihren Büchern, »Die vergessene Generation«, »Nachkriegskinder« und »Kriegsenkel«[11], die über die Generationen hinweg wirkenden Folgen des Kriegs. Das wirkt in den Familien bis heute fort und hat Auswirkungen auf die Atmosphäre, in der Kinder heranwachsen.

Aber auch jüngere gesellschaftliche Prozesse wirken in die Familien hinein. Meine Frau, die die Psychologische Beratung im Studentenwerk Dresden leitet, hat zahlreiche Studenten beraten, deren Kindheit in der Zeit der

Wiedervereinigung stattfand. Das war in Ostdeutschland eine einschneidende Zeit mit allgegenwärtigen Hoffnungen, Unsicherheiten und Verlusterfahrungen. Auffällig ist für diese Kindergeneration, dass deren Eltern durch die gesellschaftliche Entwicklung extrem stark in Anspruch genommen wurden. Die Kinder mussten sehr oft viel zu früh selbstständig sein und Verantwortung übernehmen. Sie lernten schnell, Verständnis für die Situation der Eltern zu entwickeln. Ihre Eltern hatten ihrerseits jedoch wenig Raum für die Sorgen und Nöte der Kinder. Es ging ihnen um das Fußfassen in einer neuen Gesellschaft.

Und natürlich können wir auch davon ausgehen, dass jüngste gesellschaftliche Umbrüche und Krisen ebenfalls über die Generationen hinweg wirken und in den Kinderseelen ihre Spuren hinterlassen. Beispielsweise werden wir in einigen Jahren erleben, welche Auswirkungen die Coronajahre auf die Persönlichkeitsentwicklungen und auf die Partnerschaftsgestaltung der jetzt jungen Menschen haben werden.

Solche Ereignisse und Tatsachen prägen das Aufwachsen von Kindern. Sie beeinflussen dabei auch die Art und Weise, wie später Partnerschaften eingegangen und geführt werden. Deswegen ist es gut und sinnvoll, sich die Familiensituation, aber auch gesellschaftliche Bedingungen zu vergegenwärtigen, in der man aufgewachsen ist. Die zentrale Frage ist hierbei, was das für das Kind, das man selbst einmal war, für Konsequenzen hatte. Denn das verrät viel über das eigene Verhalten auch noch als Erwachsener.

Sicher ist es nicht möglich, dabei alle Aspekte zu erfassen. Aber in der Erkenntnis immer wieder ein paar Schritte weiterzugehen, ist gut und sinnvoll. Der Sinn liegt zunächst im Verstehen an sich. Es geht um das eigene Leben, dass es zu begreifen gilt.

Wer das nicht möchte, kann es natürlich auch lassen. Aber das Wort »Selbstbewusstsein« hat im Sinne von »sich seiner selbst bewusst sein« schon viel mit dem Wissen über das eigene Gewordensein zu tun. Leider benutzen wir dieses Wort zu häufig für aufgeblasene Selbstdarstellungen, die das genaue Gegenteil der Wortbedeutung sind.

Und dann lässt uns das Verstehen der eigenen Kindheitssituation auch besser erkennen, warum wir wie und mit wem eine Partnerschaft eingehen. Die manchmal verzweifelten Fragen: »Warum gerate ich immer wieder an den Falschen?« oder »Warum gelingt es mir einfach nicht, eine liebevolle Beziehung aufzubauen?« und so weiter und so fort, sind sicher nie ganz einfach zu beantworten. Aber die Ursachen liegen in jedem Fall in den angesprochenen frühen Erfahrungen, die in einem Grundthema kulminierten und eigene, spezifische Bewältigungsmuster entwickeln ließen. Wir können verstehen, warum wir geworden sind, wie wir sind. Wir können auch die Kompetenz und die Kraft erkennen, die wir damals als Kind aufbrachten, um mit unserer Situation zurechtzukommen. All das kann uns heute Mut machen, die Entwicklungsaufgaben anzugehen, vor denen wir auch noch als Erwachsene stehen. Neben den anfangs angesprochenen Gründen des erwachsenen Lebens, die es lohnen, eine Partnerschaft einzugehen, ist eine nahe Beziehung immer auch das: eine Chance zur Reifung.

Chancen und Risiken einer Partnerschaft

Wenn ich von Chancen *und* Risiken einer Partnerschaft spreche, dann könnte das missverständlich sein. So als stünden beide Optionen gleichberechtigt nebeneinander. Doch obwohl sie gleichermaßen bestehen, finden beide doch auf unterschiedlichen Ebenen statt. Denn zunächst ist eine Partnerschaft vor allem eine Chance. Sie bietet die Möglichkeit, eine nahe, vertraute Beziehung zu entwickeln, sich dabei das Leben zu erleichtern, guten Sex zu haben und eine Familie zu gründen. Auf der erwachsenen Ebene lässt sich an einer Partnerschaft kaum etwas Negatives entdecken.

Aber dort, wo Licht ist, gibt es auch Schatten. Und den finden wir auf der Kinderebene, die die Partner zwangsläufig mitbringen. Auch das Schwierige ist zunächst nichts Schlechtes. Unsere Kindheitserfahrungen prägen uns. Und das gilt vor allem für Beziehungsthemen. Die guten Erfahrungen lassen in uns positive Möglichkeiten entwickeln. Durch sie wächst Vertrauen, Offenheit, Mut und Realitätssinn. Aber auch die negativen Erfahrungen gravieren sich in unsere Seele ein. Sie lassen uns misstrauisch, verschlossen und ängstlich werden. Und sie führen dazu, dass wir oft irrational, also unangemessen in Beziehungen handeln. Jeder Mensch macht dabei seine ganz eigene Entwicklung durch. Dennoch eint uns, dass niemand ohne negative Erfahrungen aufwächst. Das hat seine Ursache in der grundsätzlichen Begrenzung des Menschseins.

Im destruktiven Verhalten des einzelnen in einer Partnerschaft spiegelt sich sein Kindheitsschicksal wider. Und dieses hat seine Ursache im unangemessenen Verhalten seiner damaligen erwachsenen Bezugspersonen. Dieses entspringt jedoch in den allerseltensten Fällen einer bewussten Absicht, sondern vielmehr der Begrenzung der Eltern oder anderer Bezugs- und Erziehungspersonen. Sie tragen ja ebenfalls ihre innerseelischen Verletzungen mit sich.

Ich kenne viele Eltern, die sich bewusst Mühe gegeben haben und geben, ihren Kindern ein besseres Heranwachsen zu ermöglichen, als ihnen selbst zuteilwurde. Ich selbst gehöre zu ihnen. Und dennoch gelingt das höchstens in sehr begrenztem Maße. Manchmal denke ich, dass die einzige Chance, den eigenen Kindern eine bessere Kindheit zu bieten, in dem Eingeständnis liegt, dass das nicht möglich ist. Doch wie dem auch sei: Wir müssen damit umgehen, dass Begrenzungen und Irrationalitäten im allgemeinen Umgang der Menschen miteinander zur Normalität gehören.

Jeder Mensch hat die Verantwortung mit dem Rucksack an Seelenverletzungen, den er mit sich trägt, das Beste aus seinem Leben zu machen und eben auch gute Beziehungen zu gestalten. Das gilt in besonderer Weise für Partnerschaften. Sie stellen aufgrund ihrer Nähe und Intimität eine besondere Herausforderung dar. Zum einen tritt hier die Irrationalität eigenen Handelns besonders hervor. Wer wissen möchte, welche »blöden« Eigenschaften ein Mensch hat, sollte dessen Partner fragen. Der hat sie mit Gewissheit alle schon erleben müssen.

Aber zugleich tragen Partnerschaften, gerade weil sie als nahe Beziehungen angelegt sind, den Wunsch beider in sich, in diesem gemeinsamen Projekt die seelischen Wunden zu überwinden und etwas heiler zu werden. Man hofft, gemeinsam mit dem Partner Beziehungserfahrungen zu machen, die die alten Verletzungen vergessen lassen oder zumindest überlagern.

Das macht eine Partnerschaft fast zwangsläufig zu einem Sehnsuchtsprojekt. Wie sehr, lässt sich an den Tränen erkennen, die auf Hochzeiten vergossen werden. Allerdings haben die »Glückstränen« mit dem realen Menschen, der geheiratet wird, nicht wirklich etwas zu tun. In ihnen äußert sich vielmehr der Traum, dass mit der Ehe das eigene Leben nun endlich gut wird.

Leider jedoch geht dieser Traum den Weg aller Sehnsüchte: Er bleibt unerfüllt. Und das nicht, weil der Partner es nicht möchte. Sondern weil die Heilungsträume sich nicht erfüllen *können*. Denn eine Wiedergutmachung früherer Erlebnisse gibt es nicht. Niemand ist in der Lage, dem Partner das zu geben, was dieser früher so schmerzlich vermisst hat. Das zeigt die Gefahr, die in einer Partnerschaft liegt. Es sind die zwangsläufig enttäuschten Erwartungen, die sich nicht erfüllen und die Ursache für endlose Streitereien sind. Auf der anderen Seite aber bietet gerade diese Konstellation eine Chance, die ich als Reifung bezeichnen möchte.

Wir hatten gesehen, dass sich Partner in unbewusster Weise in einem gleichen Grundthema ihrer Kindheit finden, auch wenn dieses jeweils sehr individuell entstanden ist. Die daraus erwachsenden Bewältigungsmechanismen mögen sehr unterschiedlich, manchmal gar entgegengesetzt sein. Dennoch sind gerade diese beiden Konstellationen: Grundthema und Bewältigungsverhalten, Garanten einer Verbundenheit, die den Partnern vielleicht nicht einmal selbst bewusst sind. Hier geht es nicht um den oberflächlichen Schein, um Äußeres, um Hobbies und

Geschmäcker. Es geht um eine Tiefendimension, die sich auf die alten Verletzungen gründet und die nach Heilung strebt. Gerade dann, wenn sich Partner unerbittlich aneinander abarbeiten, sind sie viel näher beisammen, als sie es sich vielleicht zugeben können.

Das meint natürlich keine Harmonie, die in einer Partnerschaft oftmals gewünscht wird und sich zudem von allein einstellen soll. So eine Harmonie kann es jenseits der Verliebtheitsphase nicht geben. Denn sie würde voraussetzen, dass keine seelischen Verletzungen in eine Partnerschaft mitgebracht werden. Unsere frühen Verletzungen sind der Grund, dass sich eine einfache Harmonie in einer Partnerschaft nicht dauerhaft einstellen kann.

Die Verliebtheitsphase ist dadurch gekennzeichnet, dass die schwierigen Seiten ausgeblendet werden. Man sieht beim Partner nicht so genau hin (was natürlich jeder Verliebte kategorisch abstreiten würde) und man zeigt sich selbst von seiner besten Seite. Irgendwann lässt diese Anstrengung in beide Richtungen nach und eine reale Sicht hält Einzug. Vermutlich ist die Verliebtheitsphase notwendig, um überhaupt einen anderen Menschen erst einmal so nah an sich heranzulassen. Aber irre ist es schon, dass das dann mit »Liebe« gleichgesetzt wird.

Nach meiner Erfahrung ist es sogar ein äußerst bedenkliches Zeichen, wenn die Verliebtheitsphase länger als das in der Fachliteratur oft genannte halbe Jahr anhält. Denn dann scheint für die Beteiligten eine dringende Notwendigkeit zu bestehen, die Schattenseiten in der Beziehung auszublenden. Vielleicht stehen Ängste dahinter, dass die Verbundenheit doch nicht groß genug ist, um späteren Widrigkeiten standzuhalten. Vielleicht besteht aber auch die Angst, dass die eigenen Verletzungen zu heftig sind, um überhaupt eine Partnerschaft führen zu können. Wie dem auch sei, Liebe jedenfalls kann sich erst entwickeln, wenn sich eine reale Sichtweise aufeinander durchgesetzt hat.

Doch wir sollten überhaupt vorsichtig sein mit dem Begriff »Liebe«. Denn es gibt kaum ein Wort, das so alltäglich gebraucht und dennoch so unbestimmt ist. Oft wird Liebe als etwas gesehen, das »vom Himmel fällt«, also eine Art Schicksal, für das nichts getan werden muss. Aber was davon zu halten ist, erweist sich spätestens, wenn die Partnerschaft auf eine Probe gestellt wird. Wie viel ist die Liebe wert, wenn der andere nicht mehr so großartig wie am Anfang ist und die gemeinsamen Tage grau sind?

Dennoch gefällt mir der Gedanke des Schicksals, das die Partner zusammenführt, ganz gut. Denn wenn wir den Mythos von Amor, der seine Pfeile einfach so verschießt und beliebige Menschen trifft, einmal beiseitelassen, dann können wir in dem »schicksalhaften Geschehen« durchaus das Handeln des Unbewussten erkennen, das Menschen auf einer Ebene zusammenbringt, deren Sinn sich ihnen nicht sofort erschließen muss.

Freilich, es handelt sich hierbei weder um Zufall noch um die Fantasie, es gebe »den einen Richtigen« oder »die eine Richtige«. Aber es geht um die Verbundenheit zweier Menschen, die gar nicht so beliebig ist. Zwei Menschen finden zusammen, weil sie sich – meistens jedenfalls – sympathisch sind. Aber Sympathie allein führt nicht zu einer dauerhaften Partnerschaft. »Schicksalhaft« wird das Miteinander durch die frühkindliche Konstellation, die sich in dem gemeinsamen Grundthema zeigt. Glauben Sie also nicht den Versprechungen mancher Psychologen, Sie könnten mit jedem Menschen zusammenleben, wenn Sie sich nur selbst ausreichend lieben würden. Das ist bestenfalls ein theoretisches Gedankenspiel, das der gelebten Realität nicht standhält.

Können wir also bei zwei Menschen, die in einer Paarbeziehung zusammenkommen, von Liebe sprechen?

Das ist nicht so einfach zu beantworten. Vielleicht sollten wir lieber davon ausgehen, dass sich beide Partner *brauchen*. Sie finden sich, weil der jeweils andere in seiner Art zur eigenen Seele passt. Wenn es sich beim gegenseitigen Finden nicht nur um bewusste Prozesse und Entscheidungen handelt, eröffnet sich unter diesem Blick das, was ich am Anfang dieses Buches als das »Projekt des Einzelnen« bezeichnet hatte. Indem zwei Menschen in einer nahen Beziehung aufeinander bezogen sind, gestalten sie je für sich ihr eigenes Leben. Dafür brauchen sie sich.

Kein Mensch kann ohne andere Menschen sein. Leben besteht aus Beziehungen. Und so wie sich die Persönlichkeit eines kleinen Kindes in einem Beziehungsgeschehen mit den unmittelbaren Bezugspersonen bildet, setzt sich das innere Wachstum, das bis zum Sterben andauert, im Miteinander mit anderen Menschen fort. Dass Partnerschaften aufgrund ihrer Nähe und Intimität dabei eine zentrale Rolle spielen – oder zumindest spielen können – ist basal. Also meinetwegen: Wir können bei zwei Menschen, die zueinander finden und eine Partnerschaft leben, gern von Liebe sprechen. Immerhin nutzen sie sich gegenseitig für ihr Leben. Aber kalkulieren Sie dabei ein, dass diese Liebe auch Zwist, Streit und Hass bedeuten kann. Auf jeden Fall aber hat sie mit Auseinandersetzung zu tun. Denn ohne Auseinandersetzung gibt es keine Reifung.

Drei Ebenen partnerschaftlicher Probleme

Eine wichtige Frage, ob eine Partnerschaft zufrieden verläuft und die Reifung fördert, ist der Umgang mit den eigenen seelischen Verletzungen, die die Partner notgedrungen *immer* mitbringen. Werden diese Verletzungen beiseitegeschoben, verdrängt und die schlechten Erlebnisse verleugnet, wirkt sich das zwangsläufig auf die Lebendigkeit der Partnerschaft aus.

Dabei muss es sich nicht einmal um eine bewusste Leugnung früher Erfahrungen handeln. Wir hören in Paarberatungen recht häufig von einem oder beiden Partnern, dass sie eine glückliche Kindheit gehabt hätten. »Glücklich« heißt in diesem Fall, dass kaum negative Kindheitserinnerungen bestehen. Oder sie werden mit der Bemerkung abgetan, dass die Eltern ja nun mal so waren und es keinesfalls schlecht gemeint hatten. Manchmal wird auch geäußert, dass es überhaupt kaum Erinnerungen an die Kindheit gibt. Wenn wir jedoch davon ausgehen, dass Kindheit stets aus einem Gemisch guter und schlechter Erlebnisse besteht und dass die Eltern manches gut gemacht haben, aber manches nicht gut machen *konnten*, dann zeugen diese Äußerungen von der Notwendigkeit von Verdrängung. Vielleicht war es so schlimm, dass man es lieber nicht erinnert.

In jedem Fall ist die Leugnung von innerseelischen Verletzungen in der Kindheit für eine Partnerschaft bedenklich. Sie offenbart stets eine Ängstlichkeit, sich mit den unangenehmen Seiten der eigenen Persönlichkeit auseinanderzusetzen. Das führt dann zwangsläufig dazu, dass das eigene irrationale Verhalten im erwachsenen Leben bagatellisiert oder gar abgestritten wird. Doch kann das für eine Partnerschaft förderlich sein? Vor allem aber: Kann es zu einer Reifung des jeweiligen Menschen beitragen, wenn er den unangenehmen Teil seiner Persönlichkeit nicht anschauen möchte?

Die Folgen für eine Partnerschaft lassen sich jedenfalls recht einfach benennen. Es sind Langeweile, untergründige Zermürbung, Resignation, permanentes Streiten, offene Beziehungen, »On-Off-Beziehungen«, manchmal sogar seelische oder körperliche Gewalt, Fremdgehen, eine plötzliche Trennung des Partners oder auch das Auseinanderrennen der Beteiligten.

Langeweile im Miteinander – nicht unbedingt im kompletten Leben – tritt zwangsläufig ein, wenn der Partnerschaft eine tiefere Dimension fehlt. Indem die schwierigen Seiten verdrängt werden, bleiben wichtige Teile der eigenen Erfahrungen unausgesprochen. Dabei handelt es sich nicht um unwichtige Details, sondern um bedeutende Tatsachen, die prägend für die Persönlichkeit sind. Dadurch ist die Nähe zueinander zwangsläufig begrenzt. Und wenn sich beide im Verdrängen der Kindheitsverletzungen einig sind, führen sie gemeinsam eine Partnerschaft, die nicht so nah werden soll. Das führt dazu, dass Konflikte in der Partnerschaft, die es immer auch gibt, auf der sogenannten Symptomebene besprochen werden. Es geht dann nicht um die Gründe für das eigene Verhalten oder das des Partners, sondern um moralische Bewertungen. Als Lösungsversuch wird gedroht, gebettelt, gestritten, um das Verhalten des anderen zu ändern. Oder es wird versprochen, sich von nun an selbst zu verändern.

Zugegeben: Das muss nicht falsch sein. Aber es fehlt dabei zwangsläufig das Verständnis für sich und den Partner. Und damit können Änderungen nur über kurze Zeit gelingen. Es handelt sich um eine bewusste Anstrengung, die im Alltag irgendwann wieder verloren geht. Und das alles setzt zudem voraus, dass die moralische Bewertung erstens richtig ist und zweitens von beiden geteilt wird. Ersteres ist oftmals nicht der Fall, Zweiteres noch seltener.

»Der Fremdgänger«

Ein Mann berichtet von einem Erlebnis bei einer Dienstreise. Abends haben die Teilnehmer an der Weiterbildung noch zusammengesessen und etwas getrunken. Es war eine gute Stimmung. Dann im Hotel ist eine Kollegin auf das Zimmer mitgekommen und sie hatten Sex. Und auch, wenn beide nichts weiter voneinander wollten, litt der Mann in der Folge doch erheblich. Es entsprach nicht seiner eigenen Vorstellung von sich. Er hat versucht, das Fremdgehen vor seiner Frau geheim zu halten und vermied den Sex mit ihr. Er hatte Angst, sich mit HIV angesteckt zu haben und wollte unbedingt erst einen Test machen, um seine Frau nicht zu gefährden. Dafür aber musste er sechs Wochen warten. In der AIDS-Beratung platzte es dann förmlich aus ihm heraus: Er fühle sich als schlechter Mensch. Er wisse nicht, warum er es getan hat. Er liebt doch seine Frau und möchte sie keinesfalls verlieren. Auf jeden Fall nahm er sich ganz fest vor, niemals wieder so etwas zu tun.

Im Beratungsgespräch wurde dann schnell deutlich, dass das Fremdgehen keinesfalls nur ein unglücklicher Zufall war. Ja, er liebt seine Frau, in vielem tun sich die beiden auch gut. Aber mit dem Sex läuft es schon lange nicht mehr

richtig. Es fehlt die Leidenschaft. Und selbst das durchschnittlich eine Mal Sex im Monat ist eher eine Gewohn-
heitssache.

Darauf angesprochen, dass das Fremdgehen doch zeige,
dass er mehr Leidenschaft in seiner Ehe möchte, bejahte er
das zwar. Aber schnell versicherte er, dass das nicht so
wichtig sei. Es gehe ihm vielmehr darum, dass seine Frau
ihn nicht verlässt. Und er werde nie wieder fremdgehen.
Das versprach er hoch und heilig.

Fremdgehen ist ein klassisches Beispiel für eine scheinbar
moralisch eindeutige Situation. Danach handelt der
Fremdgeher falsch, denn er verletzt seinen Partner. Die
Selbstanklage des Mannes in unserem Beispiel ist somit gut
zu verstehen. Und dennoch verdeckt sie die eigentliche
Problematik. Denn der Mann ist unzufrieden mit dem Sex
in seiner Partnerschaft. Doch warum steht er nicht zu
seiner Unzufriedenheit? Warum getraut er sich nicht, seine
Bedürfnisse zu äußern? Er sagte, dass er befürchte, damit
nicht anzukommen, und dass seine Bedürfnisse vielleicht
sogar falsch sind.

In unserer Beratungspraxis stoßen wir bei Konflikten in
Partnerschaften immer wieder auf drei Ebenen, die wie
Stufen Stück für Stück zu mehr Wahrheit führen. In
unserem Beispiel ist das Fremdgehen die erste Stufe. Es ist
das Symptom. Es zeigt, dass etwas in der Partnerschaft
nicht gut funktioniert, und ist damit ein wichtiger
Hinweis. Allerdings empfinden die Partner gerade das
Symptom als unangenehm und störend. Deswegen soll es
möglichst schnell verschwinden. Der Mann in unserem
Beispiel verspricht, nie mehr fremdzugehen, um so das
entstandene Problem zu lösen. Dieser Willensakt könnte

das Symptom beseitigen, aber die partnerschaftliche Ursache bliebe bestehen.

Eine Stufe tiefer treffen wir auf die Beziehungsebene. Sie verdeutlicht, dass das Problem nicht das Symptom ist. Vielmehr ist zwischen beiden Partnern etwas in eine Schieflage geraten. Im Fall des geschilderten Beispiels geht es um das unbefriedigende Sexleben und um die fehlende Leidenschaft. Dem Paar ist sie nicht nur verlorengegangen, sie sprechen auch nicht darüber. Dafür tragen beide die Verantwortung.

Und auf der dritten Stufe gelangen wir dann zu den innerseelischen Konflikten der Beteiligten. In diesem Fall betrifft es den Mann, der sich nicht traute, zu seinen Bedürfnissen zu stehen. Er tritt in seiner Beziehung nicht in dem Maß für sie ein, wie es gut für ihn wäre. Zudem glaubt er nicht, dass sein Wunsch nach mehr Leidenschaft von seiner Frau positiv beantwortet wird. Das weist auf seine Kindheitserfahrungen, in denen er genau das erleben musste: Seine Bedürfnisse wurden ignoriert und entwertet. Deswegen fehlt ihm Mut und Glaube, für sich einzutreten.

Eine partnerschaftliche Problematik findet stets auf diesen drei Ebenen statt. Es gibt die Symptomebene, die zeigt, dass in der Partnerschaft etwas nicht gut läuft. Das Symptom ist damit eine Hilfe für das Miteinander. Stattdessen aber wird es eher missachtet und moralisch bewertet. Besser ist es hingegen, das Symptom als Anlass zu nehmen, auf die Beziehungsebene zu schauen: Was läuft hier nicht wirklich gut. Doch auch diese Erkenntnis braucht noch einen weiteren Schritt. Die Partnerschaft an sich ist nicht der Grund für die Schwierigkeiten. Daher ja auch die Aussage meines ersten Partnerschaftsbuches, dass Partnerschaft eigentlich einfach sei.

Schwierig wird es, weil zwei Menschen mit ihren jeweiligen Erfahrungen und Persönlichkeiten aufeinandertreffen. Diese Ebene ist der eigentliche Ort, der die Probleme verursacht. Denn die mitgebrachten Beziehungserfahrungen, die vor allem in der Kindheit gesammelt wurden, belastet im erwachsenen Leben die Art, Partnerschaften zu führen. Und da es hier um die Persönlichkeitsstruktur geht, nennen wir sie die »Strukturebene«.

Es lässt sich auch erahnen, in welcher Weise die Frau des Mannes ihren Anteil am Partnerschaftskonflikt hat. Vielleicht vermisst sie ebenso die Leidenschaft und traut sich ebenfalls nicht, zu ihren Bedürfnissen zu stehen. Vielleicht aber möchte sie keinen Sex, weil sie ihn als unangenehm oder übergriffig empfindet. Sicher aber hat auch sie mit prägenden Erfahrungen zu tun, die in den allermeisten Fällen in die Kindheit verweisen.

Und so leidet die Partnerschaft daran, dass sich beide nicht über ihre jeweiligen Befindlichkeiten austauschen. Manchmal verharren die Paare dann im Totschweigen von Konflikten und diese suchen sich einen Weg, um sichtbar zu werden – wie in unserem Beispiel das scheinbar plötzliche und unerklärliche Fremdgehen. Manchmal machen sich die Partner gegenseitig Vorwürfe, die in Streitereien münden oder im Stillen von den Beteiligten »gepflegt« werden. In jedem Fall aber treibt das Nichtbesprechen einer solchen Situation die Paare auseinander.

So lässt sich verstehen, warum eine Partnerschaft umso lustloser ist, desto weniger die Kindheitsthemen in sie integriert werden. Es bleibt einfach zu viel ausgespart und man hält sich zu sehr auf der Symptomebene auf. Kein Wunder also, dass Partnerschaften, in denen die seelischen Verletzungen keine Rolle spielen, selten spannend sind.

Die Paare suchen dann oft Zerstreuung, um dem Einerlei der Partnerschaft zu entgehen – sei es über die Arbeit, sei es über Hobbies, sei es über Projekte wie Hausbau, sei es über »Partys, Partys, Partys«, sei es in sexuellen Abenteuern mit sich oder anderen. Es wird so versucht, der drögen Alltäglichkeit zu entkommen.

Da kann auch eine Familiengründung eine Rettung sein. Sie bringt Leben ins Haus. Kinder lassen Langeweile nicht aufkommen. Eine Bäuerin sagte mir einmal, dass Kinderreichtum ein Zeichen dafür sei, dass es das Paar nötig hat, sich voneinander abzulenken. Ich weiß nicht, ob das immer so ist. Aber ein probates Mittel, der partnerschaftlichen Langeweile zu entgehen, sind Kinder allemal.

Allerdings kommt das Dilemma dann irgendwann später. Wir haben viele Paare in der Beratung, die in die Krise gerieten, als die Kinder aus dem Haus gegangen sind. Dann ist es oft sehr spät, etwas zu ändern. Sicher muss es nicht zu spät sein. Aber einfacher ist es, wenn bereits früher an der Partnerschaft gearbeitet wird. Und das hat damit zu tun, neugierig auf sich selbst zu sein – insbesondere auf die eigenen schwierigen, unangenehmen Seiten.

Natürlich drohen nicht nur Langeweile, untergründige Zermürbung und Resignation. Also all die Formen partnerschaftlicher Destruktion, die eher gegen sich selbst gerichtet sind. Es gibt auch die, die sich erst einmal gegen den Partner wenden. Jeder kennt Paare, die in Gesellschaft bösartig oder gehässig zueinander sind. Jeder kennt Paare, bei denen sich beide Partner verachten. Wobei es auch die gibt, bei denen einer eine offene Verachtung zeigt, während der andere still leidet. Jeder kennt Paare, die ständig streiten oder die sich getrennt haben. Und manch einer kennt auch welche, die gewalttätig zueinander sind.

Man könnte dieses Verhalten als Leidenschaft bezeichnen, wenn es sich nicht um destruktives Verhalten handeln würde. Es richtet sich gegen die Partnerschaft und immer auch gegen sich selbst. All diese Paare entsprechen nicht dem, was sich jeder von einer Partnerschaft wünscht. Und diese Paare wollten selbst keinesfalls so werden. Also muss etwas dagegen getan werden.

Was Partnerschaften reifen lässt

Ich hatte wesentliche Merkmale von Partnerschaft beschrieben: Das identische Grundthema, das für beide gleichermaßen bestimmend in ihrem Leben ist und das sie zueinander finden lässt. Das Bewältigungsverhalten beider, das durchaus unterschiedlich sein kann, aber das ihr partnerschaftliches Zusammenspiel bestimmt. Sowie die grundsätzliche Gleichwertigkeit ihrer seelischen Qualität.

Diese Merkmale tragen sicher das Potenzial in sich, die Partnerschaft schwierig werden zu lassen und sie manchmal bis zum Zerreißen zu strapazieren. Die Ursache hierfür liegt darin, dass die zugrundeliegenden Verletzungen natürlich weh tun, wenn sie gereizt werden. Und eine nahe, alltägliche Beziehung, wie sie in einer Partnerschaft angelegt ist, ist dafür prädestiniert, genau das zu tun.

Die zweite Problematik einer Partnerschaft besteht darin, dass sie aufgrund ihrer Exklusivität dazu verführt, mehr von ihr zu erwarten, als sie zu leisten in der Lage ist. Die alten Wunden sollen möglichst geheilt werden. Man wünscht sich einen Partner, der einen versteht, dem man vertrauen kann, der ganz für einen da ist und der auch noch

Sicherheit geben soll. Aus all diesen Wünschen spricht das verletzte Kind, das genau das nicht hatte. Nun soll es der Partner richten und die alten Wunden heilen. Und wenn das schon nicht möglich ist, sollten sie doch wenigstens in einer Partnerschaft überdeckt werden, um nicht mehr zu schmerzen.

Doch nicht einmal das kann sich erfüllen. Dazu ist eine Partnerschaft objektiv nicht in der Lage. Die beschriebenen Merkmale weisen schon darauf hin, dass ein enges Miteinander zwangsläufig die frühen Verletzungen anrührt und sie aus dem Schlummerzustand reißt – falls sie da jemals eingetaucht waren. Es geht nicht, in einer engen Beziehung zu leben und dabei die eigene verletzte Seele aus ihr herauszuhalten. Doch genau das ist auch die große Chance.

Der beste Weg zur Reifung der Persönlichkeit ist also, sich mit dem »Kind in sich« zu solidarisieren. Und genau dafür hilft das Bündnis mit dem Partner. Denn beide tragen das gleiche Grundthema in sich, auch wenn die jeweilige Entstehungsgeschichte sehr unterschiedlich sein mag.

Es gibt in unseren Paarberatungen immer wieder Sequenzen, in denen es nur um einen der beiden Beteiligten geht. Was hat er erlebt? Wie ist seine Geschichte? Was ist seine Prägung? Der andere hört zu und kann vielleicht beim Erinnern helfen. Immerhin kennt er meistens die Ursprungsfamilie des Partners. Ein wichtiges Ergebnis dieser Arbeit ist, dass sich beide nicht nur in ihrem Gewordensein besser kennenlernen, sondern auch erkennen, wie nahe sie beisammen sind. Sie werden damit Zeuge der Geschichte des Partners. Das kann das Gefühl des Miteinanders deutlich stärken.

Darüber hinaus hilft es, das Verhalten des Partners nicht als gegen sich gerichtet zu verstehen. Es ist ja eines der faszinierendsten Phänomene, dass Verschwörungstheorien nirgends so sehr blühen wie in einer Partnerschaft. Viel zu oft glauben die Partner, der andere würde bewusst und geplant gegen einen handeln. Beim Verständnis für die Geschichte des anderen wird jedoch deutlich, dass er seine eigene Logik hat, die sich nicht gegen den Partner richtet. Stattdessen geht es ihm darum, sich vor dem Schmerz der eigenen Wunden zu schützen. Und wenn dieser Fakt beiden verständlich wird, können sie erkennen, dass sie auch in diesem Verhalten in einem Boot sitzen. Und so ganz nebenbei kann die Geschichte des Partners auch helfen, die eigene besser zu verstehen.

Bei der eigenen Lebensgeschichte geht es jedoch nicht nur um das Grundthema. Es geht auch um ein Verständnis für die Art und Weise, wie dieses bewältigt wurde. Hier hatten wir festgestellt, dass das bei Partnern durchaus unterschiedlich sein kann. Der eine hat rebelliert gegen die ihm angetanen Ungerechtigkeiten, der andere hat sich eher zurückgezogen. Einer wurde eher laut, der andere eher leise. Einer eher umtriebig, der andere abwartend. Und so weiter.

Alle Varianten sind berechtigt und sie waren vor allem notwendig, um das eigene Leben damals als Kind hinzubekommen. Welche Variante der Lebensbewältigung sich konkret entwickelt hat, lag an den Bezugspersonen und den sozialen Bedingungen, die zur Verfügung standen. Durch das Bewältigungsverhalten hat das Kind Fähigkeiten entwickelt, für sich einzutreten und in der Welt zurechtzukommen. Sie schränken jedoch die Handlungsmöglichkeiten auch ein, da sie oft einseitig ausgebildet sind. Das heißt, das Bewältigungsverhalten ist zugleich Ressource als auch Begrenzung.

Indem sich nun Partner finden, deren Bewältigungsverhalten verschieden ist, ergeben sich Frust und Bereicherung gleichermaßen. Frustration ergibt sich, weil der andere so handelt, wie man es gar nicht möchte. Er ist zu langsam – oder zu hektisch. Er muss immer alles so schnell machen – oder er kommt gar nicht in Gang. Er spricht so wenig über sich – oder er kreist immer nur um sich. Er sagt nicht, was er möchte – oder er will immer nur den Ton angeben. Und so fort.

Die Unterschiedlichkeiten bestimmen in vielen Partnerschaften das gemeinsame Zusammenspiel. Das ist nicht nur schlecht. Wenn einer sagt, was getan werden muss und der andere sich dem lieber fügt, kann das durchaus gut sein. Wer sagt denn, dass beide gleichermaßen den Ton angeben müssen? Andererseits kann so eine Unterschiedlichkeit durchaus schwierig werden. Denn beide erleben sich in ihrem Verhalten auch begrenzt. Indem der andere so ist, wie man selbst vielleicht sein möchte – jedenfalls ein bisschen – erregt er Ärger. Der Partner ist der Spiegel des eigenen Unvermögens. Und deswegen finden zahlreiche Streitereien statt. Die in Partnerschaften verbreitete Idee, das Miteinander könnte endlich friedlich, liebevoll und leidenschaftlich werden, wenn der andere sich ändert, hat hier seinen Ursprung.

Wofür braucht man die Fehler des anderen?

Mann: »Ich möchte nicht, dass meine Frau so rumzetert. Das raubt mir alle Lust.«

Frau: »Du hast die Absprache nicht eingehalten. Wir hatten doch vereinbart, dass du unser Kind zur konkreten Zeit nimmst, damit ich mein dienstliches Telefonat führen kann.«

Mann: »Ich habe da ein eigenes Telefonat geführt und nicht mehr an die Vereinbarung gedacht.«

Dieses Beispiel ist typisch für die Unzufriedenheit in Partnerschaften. Wobei es nicht nur um die großen Auseinandersetzungen geht. Auch der alltägliche, kleine Ärger zermürbt die Beteiligten.

Ich glaube, dass den Mann das Herumzetern seiner Frau nervt. Es ist das, was ihn immer wieder aufregt. Sicher wird das eine Charaktereigenschaft seiner Frau sein. Doch auch ihr glaube ich, dass sie sich oft über die Unzuverlässigkeit ihres Mannes ärgert und genervt ist. Dennoch müssen wir ebenso nüchtern feststellen, dass sie sich gegenseitig als Partner erwählt haben. Und so schauen wir uns die Situation an, um die es hier geht.

Der Anteil des Mannes ist, dass er das Verhalten seiner Frau, das ihn nervt, zumindest in dieser Situation geradezu provoziert hat. Und sie antwortet wie so oft mit Meckern, statt Konsequenzen zu ziehen. Was bedeutet es, wenn sie dieses Zusammenspiel wieder und wieder praktizieren? Was ist der Streit des Paares wert, wenn beide ihr Verhalten nicht ändern? Es gibt nur eine Antwort: Der Mann *braucht* das Herumzetern seiner Frau. Und auch sie scheint auf seine Unzuverlässigkeit *angewiesen* zu sein. Beide können sich in dieser Konstellation wunderbar übereinander aufregen. Das ist eine niemals endende Geschichte. Für mich heißt das, dass sie nicht nur in Zuneigung verbunden sind, sondern eben auch die Fehler des anderen brauchen.

Diese Erkenntnis ist für viele an ihrer Partnerschaft leidenden Menschen schwer zu verdauen. Sie wollen doch gerade, dass der Partner seine nervenden Fehler endlich abstellt. Dann würde es doch besser werden. Ich habe es einmal auf den augenzwinkernden Satz gebracht: »Ohne den anderen wäre die Partnerschaft einfacher.« Dieser Satz ist natürlich absurd. Denn ohne Gegenüber gäbe es keine Partnerschaft. Leider bekommt man immer nur das Gesamtpaket, nie einen halben Menschen.

Daher lassen sich zwei Auswege aus dieser Situation erkennen. Entweder trennt man sich. Oder beide finden sich mit der Unvollkommenheit des Partners und natürlich auch der eigenen ab. Wenn wir die Klagen der beiden wörtlich nehmen, bleibt keine andere Möglichkeit, wenn das Leiden aneinander ein Ende haben soll, als sich für eine dieser beiden Varianten zu entscheiden.

Doch diese Schlussfolgerung erfasst eben nicht, was man selbst für die Entstehung und Aufrechterhaltung der Situation getan hat. Es geht nicht nur darum, den anderen hinzunehmen, wie er ist, und irgendwie mit der Situation zurechtzukommen. Auch eine Trennung ist in den meisten Fällen keine dauerhafte Lösung. Denn wir kennen mittlerweile viele, die sich in einer neuen Partnerschaft wieder in der gleichen Situation befanden. Meine These ist daher, dass es um die dritte Variante geht. Die Fehler des anderen sind nicht das Problem. Sie werden vielmehr *gebraucht*.

Ein geflügeltes Wort sagt, dass Fehler zeigen, dass etwas fehlt. In unserem Beispiel lässt sich das entscheidende Problem in der Partnerschaft recht einfach erkennen. Es fehlt beiden gleichermaßen die Einsicht, den eigenen Anteil an der unglücklichen Partnerschaft zu verstehen und die Affekte zu regulieren. Und sie werfen sich genau das gegenseitig vor. Das heißt, dass sie beide in einem Zusammenspiel sind, bei dem sie selbst das nicht umsetzen, was sie sich vermeintlich von anderen so sehr wünschen. Für dieses irrationale Verhalten gibt es nur eine sinnvolle Erklärung. Sie brauchen diesen Fehler des anderen. Positiv gesprochen: Beide Partner brauchen sich gegenseitig, um ihren Ärger über das, was ihnen einstmals angetan wurde, zu kanalisieren. Vermutlich hilft es ihnen, die Unruhe in ihrer Seele zu bändigen. Den Ärger am anderen loszuwerden, scheint dann wichtiger zu sein, als eine zufriedene Partnerschaft zu führen. Ich befürchte, dass es relativ viele Paare gibt, die auf diese Weise aufeinander angewiesen sind.

Um dieses Phänomen zu verstehen, müssen wir uns vor Augen führen, was ich bereits als Wiederholungszwang beschrieben habe. Der Mann trägt die Kindheitserfahrung in sich, dass er oft bedrängt und genötigt wurde, eigene Interessen hintenan zu stellen. Vor allem sollte er auf das achten, was seine Mutter von ihm wollte. Das erlebt er nun in seiner Partnerschaft wieder.

Andererseits aber fällt seine Provokation auf. Er musste damit rechnen, dass seine Frau meckert. Denn er hat die Absprache nicht eingehalten. Sicher ist auch das Teil der Reinszenierung seiner frühen Geschichte. Er hat immer wieder die Anforderungen der Eltern und vielleicht auch der Lehrer unterlaufen, indem er etwas einfach »vergessen«

hat. Das hatte zwar Folgen. Aber die sicherten ihm Aufmerksamkeit und er zeigte zudem, was er von den an ihn gestellten Anforderungen hält – all das natürlich nicht bewusst absichtlich herbeigeführt. Wir sprechen hier vielmehr von einer »unbewussten Inszenierung«. Doch damit emotionalisierte er seine Bezugspersonen. Das Thema des Mannes ist demnach, mit seinen Bedürfnissen nicht angekommen zu sein. Und sein Bewältigungsverhalten ist die verdeckte Provokation. Dieses kann er nun ohne Unterlass an seiner Frau »austoben« und sich zugleich immer wieder vergewissern, dass seine Bedürfnisse nichts zählen.

Doch auch die Frau pflegt in ihrer Partnerschaft ihr Kindheitsempfinden, dass sie sich nicht ernst genommen fühlte und ihre Bedürfnisse keine Rolle spielten. Darin verbindet sie mit ihrem Mann ein ähnliches Schicksal. Ihre Bewältigung bestand jedoch darin, dagegen anzukämpfen. Sie beschwerte sich schimpfend und bockte auch öfter. Manchmal wurde dann über sie gelacht, manchmal wurde sie dafür bestraft. Bei ihren Eltern kam sie mit ihrem Protest jedenfalls nicht an. Sie fand andere Bereiche, in denen sie um Aufmerksamkeit ringen konnte. Später will sie dann endlich zu ihrem Partner durchdringen. Mit ihm wiederholt sie die Situation von damals. Somit wird in der Beziehung mit ihm die frühe Prägung immer wieder wachgerufen. Auf der anderen Seite aber hilft ihr das Miteinander mit genau *diesem unzuverlässigen Mann*, dass sie stets über ihr Schicksal zetern kann. Und das scheint dann immer noch besser, als das kleine Mädchen, das sie einst war, in ihrem Kummer wahrzunehmen.

Bei beiden erkennen wir das jeweils unterschiedliche Bewältigungsverhalten des sich entsprechenden Grundthemas. Aber wie damals erleben sie keine Entspannung.

Genau das ist der Haken an ihrem Zusammenspiel. Zwar können sie im Miteinander beständig ihr frühes Schicksal ausleben und sich so in der gewohnten Lebenssituation stabilisieren. Aber sie strapazieren damit ihre Partnerschaft. Denn es ist schwierig, den fortlaufenden Konflikt auch im erwachsenen Leben auf Dauer auszuhalten. Es strengt die Beteiligten an und führt im schlimmsten Fall zum partnerschaftlichen Burnout. Am Ende trennen sich die Partner aus Erschöpfung. Das ist nach meinen Erfahrungen die häufigste Form von Trennung aus einer langjährigen Partnerschaft. Dennoch sollten wir nicht verkennen, dass unterhalb dieser Schwelle die immer wiederkehrenden eigenen Fehler und die des anderen mit den daraus folgenden Konflikten die Partnerschaft und vor allem das eigene Leben stabilisieren.

»Die Unzuverlässige«

In einer Männergruppe beschwerte sich ein Teilnehmer über die Unzuverlässigkeit seiner Frau. Sein Ärger hatte sich aktuell daran entzündet, dass die Frau wegen der Beschäftigung in einem Ehrenamt vergessen hatte, die Tochter aus dem Kindergarten abzuholen. Der Mann wurde von der Erzieherin angerufen und er musste alles stehen- und liegenlassen, um das Kind zu holen. Er berichtete, dass solche Situationen öfter passieren und er sich fragt, wie er damit umgehen soll. Was er auch sage, seine Frau gibt ihm zwar recht, aber es ändert sich nichts.

Ich habe ihn gefragt, was denn sein Gewinn in dieser Situation sei. Das konnte er erst einmal gar nicht nachvollziehen, denn er will die Unzuverlässigkeit seiner Frau doch gar nicht. Aber im weiteren Gespräch kam dann heraus, dass er in seiner Ehe sehr viel Verantwortung übernimmt. Gerade, weil seine Frau, die er ansonsten sehr liebt, oft eher unzuverlässig ist, hat er die Möglichkeit die Struktur des alltäglichen Familienlebens zu halten. Das gibt ihm ein gutes Gefühl und macht sein Selbstverständnis als Familienvater aus. Natürlich hat das auch seinen Preis, wie die geschilderte Situation zeigte, als er seine Arbeit plötzlich liegenlassen musste. Aber er musste in dem Gespräch in der Männergruppe auch erkennen, dass er gerade diese Eigenschaft seiner Frau braucht, um sich selbst gut zu fühlen.

Die Unzuverlässigkeit seiner Frau ist Ausdruck einer inneren Labilität. Aber bei dem Mann ist diese ebenso festzustellen. Nur bei ihm zeigt sie sich, indem er die Unzuverlässigkeit seiner Frau ausgleicht, sich selbst dabei gut fühlen kann und sich darüber stabilisiert. Beide brauchen das Ungleichgewicht in der Verantwortungsübernahme. Die Frau findet Halt, indem sie Verantwortung an ihren Mann abgibt. Und er findet Halt, indem er auch Verantwortung für seine Frau mitübernimmt.

Wenn er das erkennt und vor allem akzeptiert, wird es ihm möglich, sich nicht fortwährend an den Fehlern seiner Frau zu kränken, sondern wahrzunehmen, dass er selbst diese Fehler in sich trägt und er seine Frau, so, wie sie ist, auch braucht. Paare bräuchten sich dann eigentlich nicht mehr übereinander aufregen. Doch gerade die Aufregung, die emotionale Wallung ist ein hervorragendes Signal. Sie zeigt uns, dass wir selbst betroffen, dass wir selbst in die Fehler der anderen involviert sind. Je mehr wir uns aufregen, desto mehr brauchen wir das andere Verhalten oder tragen es gar selbst in uns.

Es gibt also eine Chance, die gerade wegen der Fehler und den daraus resultierenden Konflikten entsteht. Denn jetzt sind die Beteiligten nicht mehr die Kinder von damals, die ihre Situation irgendwie aushalten mussten. Jetzt lassen sich andere Formen partnerschaftlicher Auseinandersetzung entwickeln.

Die Frau im ersten Beispiel könnte lernen, sich nicht mehr so provozieren zu lassen, und der Mann sollte lernen, sich für seine Interessen klar und deutlich einzusetzen und zugleich getroffene Absprachen einzuhalten. Das ist ein Entwicklungsweg, der akzeptiert, dass die Fehler des anderen die Partnerschaft nicht nur schwieriger machen, sondern auch stabilisieren und sogar zur Lösung beitragen können. Er zeigt zudem, dass es in einer Partnerschaft wie kaum in ein er anderen Beziehungsform eine gemeinsame Entwicklung geben kann. Die Partner zeigen sich nicht nur zwangsläufig die gegenseitigen Fehler auf, sie ermöglichen auch eine gemeinsame Reifung.

Der gemeinsame Weg besteht als erstes in der Erkenntnis, dass eine Partnerschaft nicht einfach so funktioniert. Als zweites im Kennenlernen der eigenen lebensgeschichtlichen Prägungen. Und drittens im Verstehen, warum man gerade mit diesem Partner eine Verbindung eingegangen ist. Es sind eben auch seine Fehler, die zum Miteinander geführt haben.

Eine Frau brachte es mit einem Satz auf den Punkt. Sie hatte sich oft über ihren Partner beschwert, der ihr viel zu schweigsam ist. Sie beschrieb, wie sie ihn manchmal schütteln könnte, damit er lebendiger wird. Als die beiden auf einer Party waren, auf der ein anderer Mann das große Wort führte, meinte ihr Partner verschmitzt, dass der doch toll für sie wäre. Woraufhin sie ausstieß: »Mit dem geht es noch mehr nicht.« Das ist die bittere und zugleich besänftigende Wahrheit.

Worauf es ankommt

Dass in einer Partnerschaft die eigenen Fehler auf den Tisch kommen, ist eine Tatsache. Und ebenso sind damit stets auch die Prägungen aus der Kindheit präsent. Doch auch wenn wir für unsere Startbedingungen ins Leben nichts können, trägt jeder für seine Handlungen und für sein Leben die Verantwortung. Es existiert keine Beschwerdestelle, bei der man andere Bedingungen, bessere Eltern oder dann später einen besseren Partner einklagen kann. Da hilft es doch schon zu wissen, dass zumindest die Partnerwahl ganz und gar nicht zufällig erfolgt, und dass dies in den allermeisten Fällen eine gute Voraussetzung dafür ist, diese Partnerschaft und diesen Partner für die eigene Lebensentwicklung zu nutzen. Aber selbstverständlich muss diese Gelegenheit auch beherzt in Angriff genommen werden.

»Die Hochzeit«
Ein Paar, beide Ende vierzig, hat sich vor zwei Jahren über eine Partnerbörse kennengelernt. Er wohnt in Bayreuth, sie in Frankfurt am Main. Er arbeitet bei einem Finanzdienstleister, sie ist Krankenschwester.

Irgendwann kam die Idee auf zusammenzuziehen. Die Entfernung hatte sich zunehmend als belastend erwiesen. Da er in seiner Firma ortsgebunden ist und sie ihre Arbeit einfacher wechseln kann, einigten sie sich, dass sie zu ihm nach Bayreuth zieht. Sie machte aber zur Bedingung, dass sie zuvor heiraten. Als wir sie fragten, warum sie diese Bedingung stellte, sprach sie von der Unsicherheit in ihrer Kindheit. Sie wusste bei ihren Eltern, die Alkoholiker waren, oft nicht, woran sie war, und sie hatte in der Angst gelebt, dass die Eltern sie irgendwann verlassen werden. Nun wollte sie bei diesem Schritt nicht schutzlos sein. Der Mann sollte ihr mit seiner Heirat Sicherheit geben. Immerhin verließ sie ihr alltägliches soziales Netzwerk und musste mit ihrem Schritt auch ihre preiswerte Wohnung in Frankfurt aufgeben.

Der Mann wiederum war nicht nur mit der Hochzeit einverstanden, sondern strebte sie auch selbst an. Er wollte mit der Frau eine Verbindlichkeit leben, die er in seinen vergangenen Beziehungen nicht erlebt hatte. Er sagte mit Tränen in den Augen, dass er endlich einmal glücklich sein wollte.

Als sie ihren Hochzeitstermin für Anfang Januar 2022 festgelegt hatten und alle Vorbereitungen getroffen waren, wurde im Rahmen der Corona-Pandemie die Impfpflicht für Mitarbeiter im Gesundheitswesen beschlossen. Das betraf auch die Frau. Sie aber wollte sich nicht impfen lassen, während er dies zuvor schon getan hatte. Sie waren sich in dem Punkt also nicht ganz einig, aber es belastete ihre Beziehung nicht sehr. Aber durch die Impfpflicht verschärfte sich die Situation. Denn die Frau war nun mit Beschäftigungsverbot bedroht.

Für sie war dies kein großes Problem. Sie war sich ihrer Entscheidung sicher und wusste, dass es irgendwie weitergehen wird. Aber der Mann geriet in eine starke Verunsicherung. Er hatte die Befürchtung, dass das ohnehin bestehende finanzielle Ungleichgewicht zwischen beiden sich noch weiter verschärft. Er verdiente nicht nur deutlich mehr als sie, er besaß auch viel mehr Ersparnisse und sogar eine Immobilie. Wenn er sie heiratet, macht er sich somit von der Ehe abhängig. Gelingt sie irgendwann nicht mehr, würde er finanziell erhebliche Einbußen haben.

Er empfand plötzlich eine Abhängigkeit von der Frau, die er zwar einerseits in der Verbindlichkeit suchte, aber andererseits in den bisherigen Beziehungen stets vermieden hatte. Auch hier fragten wir nach seiner Kindheitssituation. Er beschrieb sie als wenig herzlich. Seine Eltern waren zwar immer da und sie versorgten die Kinder auch entsprechend. Aber emotionale Wärme gab es kaum. Nach außen war es eine normale, gut situierte, angesehene Familie. Aber er litt unter der Abständigkeit. Zugleich übernahm er sie in seinen späteren Beziehungen. Er war erfolgreich, leistungsorientiert und unabhängig.

Die beiden waren sehr unterschiedlich. Sie war eher emotional, an Psychologie interessiert mit einem Hang zur Esoterik. Sie stellte Ansprüche an Gemeinsamkeiten in der Beziehung, kam immer wieder mit neuen Ideen und war dabei aber auch ein wenig chaotisch und impulsiv. Sie sprach beispielsweise mehrfach von der Idee, wegen der Coronapolitik auswandern zu wollen – auch wenn sie es nicht ganz ernst meinte. Er war dagegen mehr rational, auf Struktur und klare Verhältnisse bedacht. Finanzielle Sicherheit war für ihn wichtig. Beide waren aber gerade in ihrer Unterschiedlichkeit füreinander faszinierend. Was der eine im eigenen Leben vermisste, brachte der andere mit. Die Frau nötigte den Mann in die Beziehung, mit ihr gab es kein Nebeneinanderher.

Der Mann wiederum gab seiner Partnerin einen Rahmen, in dem ihr inneres Chaos beherrschbarer war. Die deutliche Unterschiedlichkeit war für jeden von ihnen eine Entwicklungschance, aber natürlich ebenso eine große Herausforderung. Kann das gut gehen? Die Coronapolitik jedenfalls spülte diese Thematik an die Oberfläche. Dennoch hielten sie an der Hochzeit fest und heirateten zum vereinbarten Termin.

Das Grundthema beider ist die heftige Unsicherheit, der sie als Kinder ausgesetzt waren. Daher suchen sie Sicherheit und sind zugleich ängstlich, sich dem anderen auszuliefern. Ihre gemeinsame Herausforderung ist es, dieses Lebenswagnis einzugehen. So macht dieses Beispiel in guter Weise deutlich, dass es stets um den einzelnen, um seine Träume, Ängste und seine Reifung geht. Zugleich aber bietet eine Partnerschaft eine großartige Chance. Neben den erwachsenen Themen, die da sind: gegenseitige Unterstützung bei der Lebensführung, gemeinsames Lust-erleben, Familiengründung und Sinngestaltung, ist das persönliche Reifen im Miteinander die wesentliche Aufga-be von Partnerschaft. Doch alle diese Punkte und der letzte vor allem, geschehen nicht von selbst. Sie müssen aktiv gestaltet werden.

In diesem Beispiel sehen wir den Versuch, mit Hilfe eines Rechtsaktes Sicherheit zu gewinnen. Das ist ebenso verständlich wie unvollkommen. In unserer heutigen Zeit bietet eine Hochzeit keine Garantie für das Gelingen eines nahen und alltäglichen Miteinanders. Nach meiner Erfah-rung ist sie gut, weil sie ein Bekenntnis ist und im gegen-seitigen Versprechen die Ernsthaftigkeit des gemeinsamen Weges betont. Aber Sicherheit gibt sie nicht – und be-stimmt ist das auch gar nicht so schlecht. Die Frau kann ihre Seele in der Aufregung des Umzugs und der Aufgabe des gewohnten Netzwerks vielleicht ein wenig beruhigen und der Mann konnte sich so leichter auf die anstehende höhere Verbindlichkeit einlassen. Aber dennoch waren die Erwartungen an die Hochzeit bei beiden ziemlich hoch.

Das zeigte sich durch die von der Seite einschießende Coronaimpfpflicht für medizinische Mitarbeiter, von der die Frau als Krankenschwester betroffen war. Sie ließ den Plan ins Wanken geraten. Plötzlich zeigte sich, dass der Wunsch nach mehr Miteinander noch nicht geerdet war. So etwas kann natürlich gut gehen, aber es besteht immer die Gefahr, zu viel zu wollen und sich in der Beziehung zu überfordern. Umso mehr, da sie beide nicht mehr ganz jung und in ihren Persönlichkeiten und Erfahrungen gefestigt sind.

Jenseits aller sachlichen Diskussionen und der Politik »boosterte« die Impfpflicht die innere Problematik des Paares und hob sie ins Bewusstsein. Die Fragilität ihrer Beziehung trat zutage. Es wurde deutlicher, dass die Hochzeit eine innere Entwicklung des Paares – und natürlich beider Partner! – erforderte. Eine Hochzeit kann dabei förderlich sein. Sie kann aber auch zerstörerisch auf das Miteinander wirken. Plötzlich tauchten Fragen nach einem Ehevertrag auf. Aber es ging um mehr als um das Geld. Es ging um Aushandlungen des Miteinanders, was für beide bedeutet, dass die seelische Reifung schritthalten muss. Sehnsucht allein hilft nicht. Sie muss der Realität gewachsen sein. Und das bedarf der Prüfung. Es kann gut oder schiefgehen. Für beides müssen beide und vor allem jeder für sich Verantwortung übernehmen.

Krisen sind Gold wert

Die Persönlichkeitsreifung in einer Partnerschaft lässt sich als stetiger Prozess beschreiben. Stillstand sollte es auf Dauer nicht geben. Dennoch gibt es bei Paaren immer wieder den Drang, der Bequemlichkeit nachzugeben und die Partnerschaft einfach so laufen zu lassen. Das ist auch akzeptabel, wenn es nicht übertrieben wird. Niemand kann sich permanent mit sich und seiner Partnerschaft auseinandersetzen. Jedoch sollte jeder vorsichtig sein. Zu schnell macht sich Frustration oder Langeweile breit. Zunächst erst einmal unter der Oberfläche, aber irgendwann bricht es bei einem der beiden Partner hervor. Dann sollten sich die Schwierigkeiten nicht zu sehr angehäuft haben, dass sie nur noch schwer oder gar nicht mehr abzubauen sind.

Ein Mittel, um dem entgegenzuwirken, sind regelmäßige Paargespräche. Damit sind nicht die »Gespräche am Abendbrottisch« gemeint, die die Erlebnisse des Tages oder organisatorische Absprachen enthalten. Vielmehr geht es um Gespräche des Paares über sich und die Partnerschaft. Sie sind unter dem Begriff »Zwiegespräche« bekannt. Die Grundidee wurde von Michael Lukas Möller entwickelt. Er beschreibt sie in seinem Buch »Die Wahrheit beginnt zu zweit«[12].

Wesentlich bei den Zwiegesprächen ist es, sich als Paar eine ungestörte Zeit zu nehmen, in der sich die Partner dem jeweils anderen mitteilen. Es geht um die Mitteilung eigener emotionaler Inhalte, Erfahrungen und Ansichten – jeweils das eigene Leben und die Partnerschaft betreffend. Nach unserer Ansicht können hier sehr wohl auch

Kindheitserfahrungen berichtet werden, die das eigene Verhalten verständlich werden lassen. Der Partner soll dem anderen zuhören und ihn nicht durch Bemerkungen oder Fragen stören oder gar manipulieren. Wesentliches Anliegen der Zwiegespräche ist, sich gegenseitig besser kennenzulernen, sich aber auch Zeit für sich und die Partnerschaft zu nehmen. Die Regelmäßigkeit solcher Gespräche hilft, das Miteinander im Blick zu halten und die Selbstverständlichkeiten im Verhalten zueinander in Frage zu stellen.

Paargespräche sind eine Möglichkeit, stetig und bewusst zur Reifung einer Partnerschaft beizutragen. Krisen können dabei aber auch helfen. Allerdings unterscheiden sich Krisen doch sehr von geplanten Gesprächen. Die Entwicklung hin zu einer Krise in der Partnerschaft ist kein bewusst initiierter Prozess. Manchmal werden sie auch durch äußere Umstände befördert. Krisen helfen also ungefragt und bergen somit die Chance, die Partnerschaft zu entwickeln, obwohl das erst einmal nicht gewollt ist. Zudem liegt es in der Natur von Krisen, Veränderungen anzustoßen. Sie können daher gerade in festgefahrenen Situationen helfen.

Eine Krise lässt sich als eine Situation beschreiben, in der das Leben nicht mehr in den gewohnten Bahnen weitergehen kann. Sie ist mehr als eine kleine Störung, mehr als ein kleines Ruckeln. Krisen definieren sich dadurch, dass die erprobten Formen der Bewältigung von Störungen nicht mehr funktionieren. Es geht also nicht um den kleinen Streit, der sich schnell versöhnen lässt. Es geht vielmehr um Grundsätzliches, das die Partnerschaft in Frage stellt. Damit kann eine Krise in aller Regel auch nicht leicht und schnell beseitigt werden. Es muss vielmehr um einen Weg gerungen werden, der die Partnerschaft wieder erträglich macht. Krisen tragen damit die Möglichkeit des Scheiterns in sich. Das macht sie so unangenehm.

Und so ist eine der möglichen Umgangsweisen mit Lebenskrisen die Verleugnung. Das ist jedoch nicht nur in einer Partnerschaft auf Dauer schwierig. Krisen gehen selten einfach so vorüber. Vielmehr entwickeln sie eine Dynamik, die umso zerstörerischer wirkt, je länger sie untergründig andauert. Mag sein, dass sich beide Partner eine Weile einig sind, die ersten Anzeichen der Krise zu ignorieren. Aber irgendwann platzt einem von beiden zwangsläufig der Kragen. Es ist zu hoffen, dass es dann für die Partnerschaft nicht schon zu spät ist.

»Fortwährender Ortswechsel«

Das Paar im nächsten Beispiel entspricht nicht dem klassischen Rollenmuster. Die Frau ist eine erfolgreiche Managerin, während der Mann freischaffender Maler ist.

Die Frau ist in ihrem Ehrgeiz unruhig. Häufig wechselt sie die Anstellung, um einen besseren Job zu finden. Und nach verhältnismäßig kurzer Zeit wird sie wieder unzufrieden. Da sie sehr begabt und erfolgreich ist, fällt es ihr auch nicht schwer, eine neue Stelle zu finden – häufig jedoch in einer anderen Stadt. Der Mann hat sich lange Zeit und gern angepasst. Er kann überall an seinen Bildern arbeiten. Zudem knüpft er an jedem neuen Ort schnell Kontakte, da er sich auch mehr um die Kinder kümmert.

Als sich dann ihrer beider Traum von einem Wohnort in Alpennähe erfüllt und sie sich eingerichtet haben, kommt es zum Partnerschaftsproblem. Die Frau bleibt weiter unstetig, denkt sogar an einen Arbeitswechsel nach Amerika. Der Mann aber möchte seinen Wohnort nicht mehr verändern. Er hat sich gut eingelebt, freundschaftliche Kontakte geknüpft und die Bedingungen, als Künstler tätig zu sein, sind ideal. Zudem möchte er die Kinder, die größer werden und eigene Netzwerke knüpfen, nicht wieder aus ihrer Umgebung herausreißen.

Seine entschiedene Weigerung eines erneuten Umzugs bringt zunächst die Frau in die Krise. Sie wird zunehmend mit ihrer Unruhe konfrontiert und wirkt ratlos. Sie gerät in eine Sinnkrise, da sie sich nicht vorstellen kann, auf Dauer an diesem Ort und in dieser Arbeit zu bleiben. Es wirft sie aber auch aus dem Gleichgewicht, dass ihr Mann das partnerschaftliche Agreement »einfach so aufkündigt«. Sie kann zwar seine Argumente bezogen auf die Kinder verstehen. Aber sie kann sich nicht damit abfinden. Sie möchte sich dieser neuen Situation nicht ergeben. Irgendwann hält es der Mann nicht mehr aus und er kündigt die Partnerschaft. Er fordert seine Frau auf, sich eine neue Wohnung zu suchen, was diese auch tut.

So sehr sie auch verstehen kann, warum ihr Mann so handelt, verstärkt die Zuspitzung dennoch ihre Krise. Zumal ihr Mann fordert, dass sie sich jetzt mehr um die Kinder kümmert. Sie ist ärgerlich, weil sie nicht akzeptieren möchte, dass sich ihr Mann von ihr abwendet. Sie will das nicht. Plötzlich gewinnt die Partnerschaft wieder mehr Bedeutung für sie. Jetzt denkt sie auch nicht mehr an die nächste Arbeitsstelle, sondern möchte in erster Linie, dass sie zusammenbleiben.

Schon zu Beginn der Krisensituation hatte sie sich in eine Psychotherapie begeben. Diese half ihr zunächst jedoch wenig. Erst nach der Trennung des Mannes ließ sie sich ernsthafter auf den Prozess ein. Sie erkannte, dass ihre Mutter sie ursprünglich nicht wollte, sich dann aber von ihrer Verwandtschaft überreden ließ, das Kind doch auszutragen. Als sie dann geboren war, versuchte die Mutter ihre ursprüngliche Ablehnung dadurch zu kompensieren, dass sie sie »in Watte packte«.

Im Ergebnis war sie durch dieses verführerische Verhalten der Mutter im späteren Leben sehr anspruchsvoll. Von ihrem Mann erwartete sie, dass er ihr in der Familie den Rücken freihält. Auch ihre Arbeit sollte *ihr* gerecht werden – und nicht umgekehrt. Zugleich aber trug sie in der Tiefe die unbewusste Erfahrung des eigentlich nicht Gewolltseins in sich. Das ploppte auf, als der Mann sich aus der Partnerschaft zurückzog. Da trat etwas ein, was sie ganz tief in sich immer schon befürchtete: dass sie bei aller Verwöhnung von ihrer Mutter abgelehnt war. Das schien sich jetzt in der Partnerschaft zu bestätigen. Das familiäre Verhalten des Mannes kam ihr plötzlich falsch und verlogen vor.

Allerdings ist nicht verwunderlich, dass der Mann ebenfalls sein Päckchen aus der Kindheit zu tragen hat. Auch er war ein ungewolltes Kind. Jedoch bestand sein Bewältigungsverhalten in einer stärkeren Distanz zu seiner Mutter und seinem Stiefvater. Früh schon suchte er seinen Ausgleich in Malerei, die für ihn zu einem seelischen Refugium wurde, und später auch in der Gleichaltrigenclique. So war er deutlich sozialer und zudem darauf bedacht, seinen Neigungen nachzugehen. Dafür passte die finanzielle Unterstützung seiner Frau. Von seiner Malerei allein konnte er nicht gut leben.

Beide brauchten sich also. Die Frau ihren Mann, damit er ihr den Rücken freihielt. Der Mann die Frau, damit er seiner »brotlosen« Leidenschaft des Malens nachgehen konnte.

Deswegen ging die Partnerschaft auch viele Jahre gut. Vielleicht zu gut. Denn sie blieben so in einer recht starken Abhängigkeit voneinander, die die Reifung beider Persönlichkeiten verhinderte. Doch irgendwann war das Agreement ausgereizt. Es wurde dem Mann zu viel. Insbesondere, weil er bei den Ortswechseln seine sozialen Kontakte stets neu aufbauen musste. Da er sich in dem nun gefundenen Ort wohlfühlte, wollte er keinen Wechsel mehr. Allerdings kann vermutet werden, dass auch die Frau zu dieser Eskalation beitrug. Denn auch bei ihr konnte es mit den stetigen Wechseln nicht ewig weitergehen.

Dieses Beispiel macht die Situation vieler Paare sehr gut deutlich. Sie finden sich, weil es sehr gut zwischen ihnen passt. Sie eint ihr jeweiliges Grundthema, in diesem Fall das des Ungewolltseins. Und ihr sehr unterschiedliches Bewältigungsverhalten dieser frühen Verletzung gibt ihnen gegenseitig Halt. Das Zusammenspiel beider ist fast perfekt. Und vermutlich gibt es sehr viele Paare, die auf dieser einen Grundlage eine dauerhafte und zufriedene Partnerschaft führen. Das Gemeinsame in der seelischen Verletzung, aber auch das unterschiedliche Verhalten trägt zu einer Stabilisierung bei. Und das ist wirklich sehr viel wert. Insbesondere wenn – wie bei diesem Paar – unter der Oberfläche eine starke Unsicherheit lauert.

Schwierig ist eigentlich nur, dass diese gemeinsam hergestellte Stabilität fragil ist. Sie beruht darauf, dass die frühen Verletzungen möglichst nicht angerührt werden. Doch darauf kann man sich in einer Partnerschaft nicht verlassen. Das Zusammenleben mit einem anderen Menschen birgt immer Risiken. Selbstverständlich können dann die Paare generös damit umgehen, indem sie sich den gegenseitigen Ärger verzeihen und den Status quo ante wiederherstellen. Jedoch kann auch das Probleme mit sich bringen. Einmal verunsichert bleibt eine Unruhe. Zumindest, wenn das gemeinsame Zusammenspiel nicht verstanden wird.

Bei dem hier vorgestellten Paar zeigt sich eine große Abhängigkeit. Das beiderseitige Agreement lebt davon, dass sich beide gegenseitig zur Verfügung stehen. Was ich als grundsätzliches Problem sehe, ist der damit verbundene Wegfall eines sicheren Gefühls, im Zweifel auch allein leben und zurechtkommen zu können. Das betrifft beide. Zum Erwachsensein gehört die Selbstverantwortung und die schließt die Möglichkeit ein, im Notfall auch allein klarzukommen. Das aber ist bei diesem Paar schwierig.

Die Frau braucht ihren Mann, weil er ihr Familie gibt und ihr dabei den Rücken freihält. Der Mann nimmt für sie so die Rolle ein, die die Mutter in ihrer Kindheit innehatte. Doch wie damals die Mutter dies nicht aus Liebe tat, sondern ihre Ablehnung des Kindes kaschierte, fordert der Mann seinen Preis – was jedoch in einer erwachsenen Beziehung normal ist. Die Frau soll ihn finanziell aushalten. Er ermöglicht sich so mit ihrer Hilfe ein Leben, das er allein nicht finanzieren könnte. Es besteht also ein gegenseitiges Geben und Nehmen. Doch das hat den Haken, dass beide ohneeinander mit ihren Lebensentwürfen nicht gut zurechtkämen. Sie befinden sich in ihrer Symbiose auf einem kindlichen Niveau.

Gottseidank gibt es jedoch Krisen!

Und die ihrige führte dazu, dass sie sich mit ihrer jeweils vernachlässigten Seite auseinandersetzen mussten. Die Frau wurde durch die nun getrennte Kinderbetreuung der

Eltern in die Familienarbeit hineingezogen. Sie musste sich jetzt regelmäßig mehr Zeit für ihre Kinder nehmen und so auch ihre Arbeit anpassen. Das brachte sie zunächst wie geschildert in eine schwere Krise. Doch als sie sich zunehmend darauf einließ, wurde auch ihre Unruhe geringer. Sie akzeptierte, dass der häufige Ortswechsel für ihre Familie, aber auch für sie selbst nicht gut war. Und sie gewann für sich Gefallen am Miteinander mit den Kindern. »Ich habe mich in diesem einen Jahr mehr um die Kinder gekümmert als in den letzten 13 Jahren.« sagte sie.

Der Mann hatte die Krise durch seinen Unwillen heraufbeschworen, die fortwährenden Ortswechsel seiner Frau mitzumachen. Das ist sein Verdienst an dem Prozess. Wenn er jedoch glaubte, dass er ungeschoren davonkommt, hatte er sich verrechnet. Denn durch die Trennung war er damit konfrontiert, dass er mit seiner bisherigen Arbeit trotz Unterhaltszahlungen seiner Frau seinen Lebensunterhalt nicht finanzieren konnte. Auch er war gefordert, seine Abhängigkeit abzubauen, und das stürzte ihn erst einmal in eine Krise. Denn seine bisherigen Freiheiten waren plötzlich nicht viel wert. Er begann – zunächst mit Widerwillen – durch ein Seiteneinsteigerprogramm als Kunstlehrer in einer Schule zu arbeiten. Allmählich entwickelte er jedoch nicht nur Spaß an der Arbeit, sondern auch ein Selbstverständnis, für seinen Lebensunterhalt allein sorgen zu können.

Auch bei diesem Paar können wir die angesprochenen drei Ebenen partnerschaftlicher Probleme sehr gut erkennen. Die Problematik des Paares wird durch die Weigerung des Mannes deutlich, wieder umzuziehen. Das bringt ihrer beider bisheriges Zusammenspiel aus dem Lot. Aus Sicht der Frau hätte das Problem gelöst werden können, wenn er einfach nachgibt. Die Partnerschaft bliebe so bestehen, aber die Unzufriedenheit mit der Situation wäre geblieben. Im Mann würde es weiterhin rumoren, aber auch die Frau wäre letztlich mit einem »Weiter so« nicht glücklich. Die Beseitigung des Symptoms reicht eben nicht.

Auf der zweiten, der Beziehungsebene erkennen wir das beiderseitige Agreement: Um das jeweils eigene Leben wie gewünscht führen zu können, braucht es das passende Verhalten des anderen. Beide können ohneeinander nicht sein. Das mag für viele erst einmal gut klingen. Es hört sich nach Liebe an. Aber dieses Zusammenspiel missachtet die Not, die darunter verborgen ist. Sie liegt in den Nöten ihrer Kindheit. Das ist die Ebene der Persönlichkeitsstruktur und meint das Grundthema sowie das Bewältigungsverhalten.

Wenn wir diese drei Ebenen in umgekehrter Reihenfolge anschauen, dann verdeckt die Beziehungsebene die Strukturebene, aber sie ist damit eben auch stark belastet. Wenn die schwierigen Seiten der Persönlichkeit nicht angeschaut werden, ist eine Partnerschaft immer in Gefahr, überfordert zu sein. Irgendwann tauchen Schwierigkeiten auf, die das Miteinander infrage stellen. Diese befinden sich auf der Symptomebene. Die Störungen lassen sich zwar manches Mal direkt beseitigen. Aber eine dauerhafte Befriedung des Partnerschaftskonflikts wird so nicht erreicht.

Interessant an unserem Beispiel ist, dass beide, indem sie ihre vernachlässigte Seite entwickelten, doch wieder zusammenkamen. Das bedeutete natürlich, dass sie Teile des ursprünglichen Agreements wiederaufleben ließen. Aber sie konnten die allzu starren Einseitigkeiten der Vergangenheit verhindern. Der Mann behielt seine Arbeit, die

Frau kümmerte sich jetzt mehr um die Kinder. Vor allem aber wussten sie, dass sie eben doch ohne den anderen leben können, wenn es darauf ankommt. Und das gab ihnen eine neue und reifere Form partnerschaftlicher und auch persönlicher Stabilität.

In diesem Beispiel kam es so zu einem Happyend. Doch Sie sollten sich davon nicht verführen lassen. Denn gerade in Krisen geht es nicht darum, die Partnerschaft um jeden Preis zu retten. Priorität hat die Entwicklung des Einzelnen. Der häufig anzutreffende Wunsch von Paaren, die sich in einer Krise befinden, es möge wieder so werden wie zuvor, verhindert die charakterliche Reifung geradezu. Sie wollen damit die Krise rückgängig machen und nicht durchleben. Aber erst das Durchleben macht sie wertvoll.

Wenn die eigene Entwicklung aus der Partnerschaft führt

»Die gemeinsame Firma«
Ein Ehepaar, 15 Jahre verheiratet, ein Kind. Sie haben eine gemeinsame Firma aufgebaut und über Jahre darum gekämpft, sie zu etablieren. Der Mann war die gesamte Zeit zuversichtlich, dass es funktioniert, während die Frau oft Existenzängste hatte. Nach Jahren höchsten Einsatzes hatten sie es geschafft und konnten erstmals etwas durchatmen.

Genau in diesem Moment verliebte sich der Mann in eine andere Frau, der er arbeitsbedingt öfter begegnete. Er war hin- und hergerissen zwischen seinem Drang nach der anderen und seiner Frau, die er nicht nur nicht verletzten wollte, zu der er sich auch weiterhin hingezogen fühlte. Er wollte die Familie, aber auch seine Ehe nicht aufgeben. Er wollte eigentlich nicht in eine andere Frau verliebt sein und wehrte sich mit aller Kraft dagegen. In dieser Situation kamen sie in die Paarberatung.

Wir haben dann über einen längeren Zeitraum miteinander gearbeitet. Dabei ging es auf und ab. Der Mann beendete die Beziehung zu der anderen Frau und versuchte, die Arbeitsbeziehung zu ihr zu verringern. Das gelang erst einmal ganz gut. Dennoch erwischte er sich, dass er immer wieder an diese andere Frau dachte. Seine Ehefrau litt darunter und versuchte, irgendwie mit der Situation umzugehen. Sie wollte sich eigentlich nicht trennen und beschwor das Gemeinsame, insbesondere die gemeinsam aufgebaute Firma, die sie bei allen Schwierigkeiten verband. Sie waren über die Firma finanziell und arbeitsmäßig ohnehin stark miteinander verbunden.

Der Mann suchte sich eine eigene Wohnung und wollte erst einmal selbst aus der Zwickmühle herausfinden. Als er dann abends allein war und sich vorstellte, sich jetzt ungestört mit der neuen Frau treffen zu können, merkte er, dass er das gar nicht möchte. Er wollte zu seiner Frau zurück. Also kündigte er die Wohnung, zog wieder bei seiner Frau ein und beide erlebten wunderschöne Tage. Sie waren überzeugt, dass jetzt alles gut wird.

Doch ein paar Wochen später verfinsterte sich seine Stimmung. Er hatte keine Lust mehr, mit seiner Frau zu schlafen, und verschanzte sich wieder mehr hinter der Arbeit. Er wurde stiller und die Frau kam nicht an ihn heran. Wir besprachen das in der Paarberatung, rangen um Verständnis und suchten gemeinsam mit dem Paar nach Wegen, die sie aus der Misere herausführen konnten.

Dabei fiel auf, dass der Mann unter Qualen mit sich rang und doch keinen Ausweg für sich fand. Wir sprachen auch über Psychotherapie. Aber da war er eher abweisend.

Die Situation veränderte sich nicht. Sie war zum einen dadurch gekennzeichnet, dass der Mann wie im Zwang nicht über seine innere Situation sprechen konnte, er litt Qualen. Zum anderen litt aber auch seine Frau deutlich an der Situation. Sie wollte mit ihrem Mann zusammenbleiben. Sie sprach viel über das Gemeinsame, aber auch die Verbindlichkeiten der Firma, aus denen sie nicht einfach herauskonnten. Andererseits aber wollte sie so nicht weitermachen. Zu einer Trennung war sie jedoch nicht bereit. Vielmehr beschwor sie ihren Mann, sich ihr endlich wieder zu öffnen. Der aber wich weiterhin aus.

Zum nächsten Beratungstermin kam der Mann allein. Er berichtete, dass er sich jetzt doch von seiner Frau getrennt hat. Er fühlte sich spürbar nicht wohl. Aber er sah keinen anderen Weg, der unklaren Situation zu entkommen.

Dieses Paar ist mir in besonderer Erinnerung geblieben. Das lag an der offensichtlichen Pein, die beiden die entstandene Situation bereitete. Das Selbstquälerische, das sie in dieser Krisensituation gleichermaßen kennzeichnet ist Folge ihres Grundthemas: »*Die bedrängten Kinder, die ihre Not aushalten müssen*«.

Die Mutter des Mannes war zehn Jahre älter als sein Vater. Der hatte zunächst bei ihr Halt gesucht. Als sie jedoch schwanger wurde, beschloss er, keinen Sex mehr mit ihr zu haben. Für ihn gab es nur noch seine Arbeit, vielleicht auch noch die eine oder andere Affäre. Nun war der Junge der Halt der Mutter. Sie klammerte sich an ihn. Er war ihr Lebensinhalt. Noch als er dreißig Jahre alt war, verlangte die Mutter, dass er beständig an- und abrufbar sei. Wenn er sich nicht fügte, machte sie ihm heftige Vorwürfe und warf ihm Egoismus vor. Er litt dann unter Schuldgefühlen.

Als er ihr seine spätere Frau vorstellte, trat die Mutter dieser mit großem Misstrauen entgegen. Sie war gegen die Hochzeit. Der Mann schilderte, was es ihn für eine Kraft kostete, sich dennoch durchzusetzen. Er schaffte es, indem er seine Pläne geheim hielt und sie dann vor vollendete Tatsachen stellte. Sie sprach anschließend lange nicht mehr mit ihm und er schlug sich mit Schuldgefühlen herum. Selbst nach fünfzehn Jahren erinnert er sich an diese Zeit nur mit Unbehagen.

In einem ähnlichen Unbehagen befand er sich nun gegenüber seiner Frau. Es zog ihn weg und es hielt ihn gleichermaßen bei ihr. Es wurde zunehmend deutlicher, dass die Fortsetzung der Partnerschaft nur unter Weiterbestehen der Qual möglich wäre. Die Unmöglichkeit, mit seiner Frau über seinen Zustand zu sprechen, geschweige denn, sich ihr in der Partnerschaft zuzuwenden, obwohl er dies sichtlich wollte, war nur als eine – natürlich unbewusste – Inszenierung seiner Kindheitssituation zu verstehen. Seine Reifungsaufgabe bestand darin, diesen Teufelskreis zu durchbrechen. Er musste sich mit all seinen Ängsten und Widerständen für die eigene, selbstständige Entscheidung durchringen und dann zu ihr stehen. Es ging darum, mit dieser Handlung »die Mutter in sich« zu distanzieren.

Es mag schwer zu verstehen sein, dass ihm das in seiner Situation als erwachsener Mann nur gelingt, wenn er sich von seiner Frau trennt, die nichts für seine Kindheitsgeschichte kann. Doch sie erfüllt *für ihn* alle für den

Reifungsschritt notwendigen Voraussetzungen: Er ist scheinbar unauflöslich mit ihr verbunden (Ehe, Kind, Firma) und sie ist in seinem Empfinden nicht schlecht zu ihm. Auf der anderen Seite kann er sich schuldig fühlen, weil er vermeintlich undankbar und egoistisch ist. All das kennzeichnete seine Beziehung in den Aussagen seiner Mutter und in seinem eigenen Empfinden. Wenn wir allein auf ihn achten, dann ist es offensichtlich dringend notwendig, dass er seinen Weg geht. Auch wenn das bedeutet, dass er sich zwangsläufig von seiner Frau trennt.

Doch auch seine Frau hatte ihr »Paket« zu tragen. Von ihr war als Kind eine ähnliche Anpassungsleistung gefordert wie von ihrem Mann. Sie wurde früh darauf dressiert zu erraten, was die Eltern von ihr wollten. Wenn sie deren unausgesprochenen Erwartungen nicht entsprach, wurde sie mit Gefühlskälte bestraft. Das wurde jedoch nie offen ausgesprochen. Sie spürte es nur. Ihre Sensorik war dafür sehr ausgeprägt. Nach ihrer Aussage war sie immer damit befasst, wie andere sie sehen.

In der Ehe funktionierte sie entsprechend ohne Fehl und Tadel. Und auch für die Firma war sie das positive Aushängeschild. Doch untergründig war sie dabei stets angespannt und angestrengt. Auch das Miteinander mit ihrem Mann war nicht von emotionaler Herzlichkeit getragen. Sie waren ein perfektes Team im Bewältigen der Aufgaben. Jedoch die Gefühle blieben dabei auf der Strecke.

Ihre Lösungsversuche der Krise waren denn auch von Vernunftappellen geprägt. Dennoch wurden ihre Emotionen durch das Verhalten des Mannes in für sie besonderer Weise wachgerufen. Sie war enttäuscht, dass ihr beständiges Bemühen, allen Anforderungen gerecht zu werden, am Ende nicht fruchteten. Vielleicht konnte sie durch diese Erfahrung in ihrer Persönlichkeit reifen. Wir wissen es nicht, da wir zu der Frau nach ihrer Trennung keinen Kontakt mehr hatten. Zu hoffen ist es jedenfalls.

Ich erinnere mich noch, wie wir das Schicksal dieses Paares lange besprochen haben. Denn es handelte sich nicht um eine Trennung als Folge eines emotionalen Zerwürfnisses. Erst recht war es kein Paar, dass sich seine Situation leichtgemacht hat und bei der ersten Schwierigkeit auseinandergerannt ist. Wir mussten uns eingestehen, dass die Trennung folgerichtig ist, wenn der Mann seinen Reifungsprozess durchlebt. Und zwar nicht als Emanzipation von einer schwierigen Beziehung, sondern als persönlicher Prozess, für den die Partnerschaft ein Mittel zum Zweck ist.

Ich möchte die Situation auch nicht zu rosig malen. Mindestens für das Kind, aber sicher auch für beide Erwachsene war der Prozess des Mannes schmerzhaft. Was mir vor allem auffällt, ist, dass er sehr spät in seiner Lebenskurve an diesen Punkt gelangt war. Das führt zwangsläufig zu größeren Verwerfungen, da viele Strukturen im privaten und beruflichen Bereich gefestigt sind und so noch einmal heftig aufbrechen. Ich weiß beispielsweise nicht, was aus der Firma der beiden geworden ist. Aber gleichzeitig lässt sich auch sagen: Besser spät als nie.

Ich kenne eine Frau, die mit 19 Jahren geheiratet hat. Nach zwei Jahren ließ sie sich scheiden, obwohl kein triftiger Grund vorlag. Jahre später gestand sie sich ein, dass es vor allem darum ging, einen Loslösungsprozess aktiv zu durchleben. Sie hatte die Hochzeit gebraucht, um sich aus ihrer Ursprungsfamilie herauszubewegen, und anschließend die Scheidung, um einen weiteren Schritt in die Selbstständigkeit zu gehen. Sie war in dieser Situation deutlich jünger als der Mann in unserem Beispiel, so dass ihr Prozess unproblematischer verlief. Aber wer will über den Mann richten? Es gibt sicher Gründe, warum er so lange gebraucht hat, sich aus der emotionalen, innerseelischen Umklammerung seiner Mutter zu befreien. Und für diese Gründe kann er letztlich nichts. Seine Verantwortung ist, sich seinem Reifungsprozess zu stellen, wenn sein Lebensweg ihn vor diese Entscheidung stellt.

Verantwortung, Verantwortung

Überhaupt geht es um die Übernahme von Verantwortung. Das ist erwachsenes Leben – auch wenn die Prägungen der Kindheit es nicht einfach machen. Ausreden zählen nicht, denn es geht um das eigene Leben, und das gibt es nur einmal.

Die Prägungen der Kindheit zu entdecken, ist lohnenswert, um die eigenen Verhaltens- und Empfindungsweisen zu verstehen. Aber sich dann dahinter zu verstecken und vom Umfeld zu erwarten, es möge Rücksicht nehmen, führt selten zum Erfolg. Das gilt in besonderer Weise für Partnerschaften, die als nahe und alltägliche Beziehungen geradezu prädestiniert für Verwicklungen sind.

Nach meiner Erfahrung suchen Paare in Konflikten oft nach den einfachen Erklärungen, die vor allem die jeweils eigene Position rechtfertigen. Und ich hatte es schon erwähnt: Die Ratgeberliteratur überschlägt sich darin, mit schlichten und wohlfeilen Tipps diesem menschlichen

Bedürfnis zu entsprechen. Dabei ist es im Grundsatz wirklich einfach. Es geht schlicht und ergreifend darum, Verantwortung für das eigene Leben zu übernehmen und nicht zu erwarten, dass der andere dies tut. Die Aussage, man hätte ja ein erfülltes und gutes Leben haben können, wenn der Partner nur mitgemacht hätte, zählt eben nicht. Stattdessen gilt es, sich selbst in den Blick zu nehmen und zu verstehen, worin die eigenen Anteile – und vielleicht sogar Vorteile – an dem empfundenen Schlamassel zu finden sind. Nur das kann der Weg sein.

»Endlose Vorwürfe«

Der Mann ist voller Vorwürfe gegen seine Ehefrau. Sie sind seit mehr als dreißig Jahren verheiratet. Die Kinder sind aus dem Haus. Beruflich und materiell läuft alles gut. Aber als Paar kommen sie nicht mehr wirklich zusammen. Bereits seit vier Jahren hatten sie keinen Sex mehr miteinander. Die Frau ist ausgezogen, weil sie es nach ihren Aussagen nicht mehr aushält. »Ich bin einsam, wenn ich allein in meiner kleinen Wohnung bin. Ich bin aber auch einsam, wenn ich mit meinem Mann zusammen bin. Allein aber halte ich es besser aus.«

Der Mann ist verbittert. Er zählt auf, was er für seine Frau getan hat und wie sie all das geringschätzte. Er hat das Gefühl, es ihr nie recht machen zu können. Die Frau ist ebenfalls im Vorwurf. Aber sie ist mehr depressiv-resignierend.

Bei Nachfragen, was passieren müsste, damit sie wieder besser zusammenkommen, reagieren sie sofort wieder mit gegenseitigen Vorwürfen. Wörtlich sagte der Mann: »Dann müsste sie sich ändern.« Sie kommen aus dieser Haltung einfach nicht heraus.

Es ist wie so oft bei zerstrittenen Paaren: Beide sagen in ihren Vorwürfen sicher Wahrheiten über den anderen. Es wird vorgerechnet, es wird bilanziert. Vor allem wird gehofft, dass der andere endlich erkennt, was er falschgemacht hat. Aber was nutzt das am Ende? Beide kommen so nicht zusammen. Und klüger werden sie auch nicht.

Was aber vor allem erstaunt, wenn wir uns den Streit von außen betrachten: Warum trennen sich die beiden nicht? Die Vorwürfe sind so grundsätzlich, die Gewissheit, dass sich der andere nicht ändert, so endgültig, dass man beiden nur raten kann, schnellstmöglich auseinanderzugehen. »Wenn es stimmt, was Sie sagen, warum trennen Sie sich dann nicht?« Antwort: »Das will ich nicht.« »Das heißt, Sie möchten schauen, was getan werden kann, damit Sie beide wieder zusammenkommen.« »Ja. Aber sie macht ja immer, was sie will, und ich soll mich dann danach richten. Sie kann überhaupt nicht über ihren Schatten springen. Und ihre Freundinnen bestätigen sie dann noch darin. Da ändert sich nie etwas.« Im Anschluss an diese Aussage des Mannes erhebt dann auch die Frau in gleicher Weise ihre Vorwürfe.

Wenn wir ihre Aussagen ernst nehmen, dann würden sie beide keinesfalls das erreichen, was sie vorgeben zu wollen, nämlich wieder besser zusammenzukommen. Aber Trennung scheint auch keine Option. Dann quälen sie sich lieber weiterhin.

Ein Entwicklungsschritt, den beide vollziehen können, wäre in zwei Richtungen vorstellbar. Das Miteinander könnte beispielsweise gelingen, wenn sie Absprachen treffen und sich Regeln geben. Diese wären ein Kompromiss zwischen den Bedürfnissen und Vorstellungen beider.

Das scheint uns Beratern nach dem, was sie geschildert haben, durchaus möglich und könnte mit der Zeit eine Befriedung des Miteinanders bringen. Sicher wäre es nicht der Himmel auf Erden. Aber wo gibt es den schon? Besser als die bestehende Situation wäre es allemal. Es würde von beiden natürlich Willen und Kraft erfordern, sich auf diesen Weg zu begeben. Das ist die Entscheidung, die sie treffen müssen. Aber schon das wäre ein erster Schritt zu einem reiferen Leben.

Ebenso wäre es möglich, dass sie sich trennen und jeder für sich in diesem Trennungsprozess mehr Klarheit über die eigenen Möglichkeiten und Begrenzungen gewinnt. Auch das ist eine Entwicklungschance. Und so könnten sie über beide Wege ihr Leben positiv gestalten. Lediglich der dritte Weg, der darin besteht, die gegenwärtige unglückliche Situation zu konservieren, würde genau das verhindern. Sie kämen damit nicht über ihr Gekränktsein und die gegenseitigen Vorwürfe hinaus.

Beide Beteiligte sind in ihrer Entscheidung gefordert und die kann ihnen niemand abnehmen. Dass sie eine Paarberatung aufsuchen, mag schon einmal gut sein. Aber solange sie dabei die Hoffnung haben, dass die Berater Änderungen von außen initiieren, ohne dass sie selbst den festen Willen zur Übernahme der Eigenverantwortung mitbringen, muss auch das in die Enttäuschung führen. Verrückterweise hat der Mann mit seiner Klage, seine Frau müsse nur endlich einmal über ihren Schatten springen, recht. Genau darum geht es! Aber es gilt eben genauso auch für den Mann selbst. Solange beide warten, dass der andere es endlich tut, treffen sie auch eine Entscheidung – nämlich gegen die Verantwortungsübernahme und gegen eine Reifung der eigenen Seele.

Reifung als Akzeptanz der Begrenzung

Es ist eine kindliche und vergebliche Hoffnung, dass in der Partnerschaft die alten Wunden endlich heilen oder zumindest nicht mehr berührt werden. Doch natürlich ist es schwer, von der Illusion eines einfach nur glücklichen Lebens zu lassen. Dennoch führt kein Weg daran vorbei. Partnerschaft hat immer eine Tendenz, an den frühen Verletzungen zu rühren. Und daher gelingt sie umso besser, je intensiver sich die Beteiligten mit ihrer Kindheitsgeschichte auseinandersetzen. Dabei kann gerade das vertraute Miteinander der Partner helfen. Es ist gut, sich über die eigenen Erfahrungen auszutauschen und so einen Zeugen für das »Kind von damals« zu haben. Zugleich stärkt das Wissen umeinander die Verbindung des Paares.

Dennoch kann die Auseinandersetzung mit der frühen Geschichte auch wieder dazu führen, die Hoffnung auf Heilung der alten Verletzungen aufleben zu lassen. Die Vorstellung kann entstehen, dass im Prozess der Aneignung der eigenen Geschichte ein Punkt eintritt, ab dem man die unangenehmen Flecken auf der eigenen Seele endlich loswird. Doch auch diese Hoffnung ist eine Illusion. Die Kindheitsgeschichte lässt sich nicht rückgängig machen. Die Erlebnisse von damals sind Realität und die Persönlichkeitsprägungen bleiben bestehen. Keine Psychotherapie, keine noch so intensive Auseinandersetzung mit der eigenen Geschichte hat jemals zu einer wirklichen Charakterveränderung geführt. Das ist allein durch eine schwere hirnorganische Verletzungen möglich, die man niemandem wünscht.

In diesem Sinne ist die Vorstellung einer Persönlichkeits-entwicklung unrealistisch. Deswegen – und das ist Ihnen sicher aufgefallen – spreche ich lieber von »Reifung«. In diesem Begriff steckt vielleicht weniger die Gefahr einer Illusion, es könnte einfach nur gut werden. Wer jedoch das, was ich mit dem Begriff der Reifung verbinde, in dem der Entwicklung wiederfindet, mag gern auch davon sprechen.

Mir geht es darum, vor der Illusion von großen Veränderungen zu warnen. Die eigene Geschichte lässt sich nicht ablegen und die Möglichkeiten, das eigene Verhalten noch einmal umzukrempeln, sind begrenzt. Auch wenn es schwerfällt, sich dies einzugestehen und es bitter sein mag. Ich selbst habe, wie alle Menschen, die nicht in narzisstischer Verblendung unterwegs sind, Eigenschaften, die mir nicht so recht gefallen. Dennoch gilt es, auch diese Eigenschaften in sein Leben zu integrieren und dafür die Verantwortung zu übernehmen.

Die Integration der eigenen Begrenzung ist damit eine zentrale Herausforderung für das eigene Leben und die Partnerschaft. Was ich damit meine, zeigt das nächste Beispiel:

»Der Kinderwunsch«

Bei diesem Paar geht es zentral um die Frage, ob sie noch ein gemeinsames Kind wollen. Beide sind über vierzig Jahre alt und damit stellt sich diese Frage schon von der Lebenskurve her akut.

Der Mann möchte kein Kind. Er hat bereits Söhne im Alter von acht und zehn Jahren, zu denen er keinen Kontakt mehr hat. Das Verhältnis zu seiner Exfrau ist zerrüttet. Er bemüht sich zwar, wieder mit den beiden

Kindern in Kontakt zu kommen. Aber die Frau und unter ihrem Einfluss auch die Jungen lehnen dies ab.

Seine jetzige Partnerin möchte jedoch unbedingt ein Kind. Sie ist bisher keine Mutter. Da sie eine sehr schwere Kindheit hatte, sieht sie nach eigenen Aussagen ein Kind als Heilungsversuch. Sie schildert, wie respektlos ihre Mutter und ihre Großmutter mit ihr umgegangen sind. »Ich wäre lieber tot, als dich großzuziehen.«, war einer der mütterlichen Sprüche. Ein anderer: »Die keine Kinder haben, wissen nicht, wie gut es ihnen geht.« Zu ihrem Vater, der von ihrer Mutter geschieden war, hatte sie keinen Kontakt. Die Frau fühlte sich als Mädchen immer angespannt und versuchte, mit ihrem Leben irgendwie zurechtzukommen. Dabei entwickelte sie einerseits sehr gute Leistungen und fand so zumindest außerhalb ihrer Ursprungsfamilien Anerkennung. Andererseits aber stößt sie noch als erwachsene Frau wieder und wieder auf Schwierigkeiten in der Arbeit. Es liegt an ihrer fordernden Art, die Kollegen und vor allem die Vorgesetzten nervt. Die Frau kommt ins Weinen, wenn sie von ihrer Kindheitssituation erzählt.

Sie bricht aber auch in Tränen aus, wenn sie sich über ihren Mann beschwert. Und, obwohl sie beide häufig betonen, wie gut es ihnen im normalen Zusammensein miteinander geht und dass sie »ein gutes Team« seien, gibt es doch Themen, die zu grundsätzlichen und heftigen Auseinandersetzungen führen. So auch bei der Frage nach dem Kinderwunsch.

Dem Mann fällt es nach eigenen Aussagen schwer, eine Entscheidung zu fällen. Er hat Angst, dass er die Beziehung so oder so aufs Spiel setzt. Wenn er sich gegen ein Kind ausspricht, könnte sie ihn verlassen oder es ihm immer wieder vorwerfen. Wenn er sich mit ihr für ein Kind entscheidet, befürchtet er, dass sie ihre Beziehung auf Dauer überfordern.

Seine Kindheitssituation war dadurch gekennzeichnet, dass seine Mutter sehr schnell ablehnend und mit leidenden Vorwürfen reagierte, wenn er sich nicht so verhielt, wie sie es von ihm erwartete. Sein Vater hat dann sofort und ohne nachzufragen die Partei der Mutter ergriffen und ihn manches Mal geschlagen. Der Junge fühlte sich von seinem Vater bedroht, musste dabei aber vor allem auf die Reaktionen der Mutter achten. Er wurde vorsichtig, hielt sich lieber zurück.

In seinen Partnerschaften setzte er die Zurückhaltung fort und vermied nach Möglichkeit jegliche Konflikte. Aber gerade das führte zu Problemen. Die Eskalationen, die er zu vermeiden suchte, fachte er durch sein Vermeidungsverhalten manchmal geradezu an. Uneinigkeiten fanden damit kein Ende und die Spannungen blieben bestehen. So auch bei seiner Entscheidungsunwilligkeit für oder gegen ein gemeinsames Kind.

Die Frau ist dagegen entschieden. Sie ist für ein Kind. Allerdings sagt sie auch, dass sie es keinesfalls gegen seinen Willen möchte. Da sie selbst ohne Vater aufwuchs, möchte sie das für ihr Kind keinesfalls. Zugleich aber vermittelt sich der Eindruck, dass sie keinen Frieden finden könnte, wenn er sich gegen ein Kind ausspräche und sie das dann hinnehmen müsste.

Die beiden sind in einer Zwickmühle. Natürlich ist der Wunsch der Frau nach einem eigenen Kind nachvollziehbar. Darin äußert sich ein archaisches, dem Leben immanentes Bedürfnis. Dennoch sind Zweifel angebracht, ob die Frau mit ihrer Kindheitsgeschichte wirklich in der

Lage ist, ein Kind in guter Weise aufzuziehen. Immer wieder spricht sie davon, dass sie das Kind möchte, um endlich eine Beziehung zu leben, die sie als Kind nicht kennengelernt hat: respekt- und liebevoll. Das hört sich eher wie ein verzweifelter Hilferuf an, der in der Aussage mündet, dass ihr Leben ohne Kind keinen Sinn hätte. Sie kämpft, sie weint, sie macht ihrem Mann heftigste Vorwürfe. Sie wirft ihm Respekt- und Lieblosigkeit vor. Es vermittelt sich das Gefühl, als kämpfe sie um ihr Leben.

Ihre Not ist bei all dem spürbar. Ihre Kindheitsberichte sind gleichermaßen erschütternd wie anrührend, wenn man auf die Not des kleinen Mädchens schaut. Dabei wird die Verbindung mit ihren jetzigen Kämpfen in der Partnerschaft deutlich. »Warum sieht niemand, was für ein gutes Kind ich bin?«, »Warum reagiert ihr euch so sehr an mir ab?«, »Nehmt mich endlich wahr. Ich habe es doch verdient.«.

All das, was den Gefühlen des kleinen »Kindes von damals« entspringt, sagt sie genauso zu ihrem Mann. Dieser mag sie, respektiert sie und schätzt sie auch. Das wird durch die Frau bestätigt. Aber zugleich spürt sie, dass das nicht reicht, ihre Seele zu beruhigen. Die Wunden in ihr sind groß und sie lassen sich nicht leicht beruhigen. Und immer wieder erfährt sie in der Partnerschaft auch Situationen, in denen der Mann ihr gegenüber zu wenig aufmerksam, auch mal respektlos auftritt. Auch er verhält sich keinesfalls nur korrekt. Aber das lässt sich sicher nicht gänzlich verhindern.

Wie beschrieben ist auch der Mann an dieser Situation beteiligt. Seine Unentschiedenheit befeuert die immer wieder stattfindende Eskalation. Indem er sich vor einer klaren Entscheidung drückt, vermeidet er zwar einen unmittelbar großen Krach. Aber es wird so zu einer nicht endenden Geschichte, ähnlich wie mit seiner Exfrau.

Was lässt sich in dieser Situation tun, wie lässt sie sich entspannen? »Entspannung« ist dabei das entscheidende Wort. Denn beide lassen sich in Ihrem Grundthema als *»die bis zur Erschöpfung angespannten Kinder«* beschreiben. Das Bewältigungsverhalten der Frau ist durch ein Erzwingenwollen gekennzeichnet, während das des Mannes eher durch Rückzug und Vermeidung charakterisiert ist. Beide haben dabei etwas Nervendes. Aber das ist nur ein Reflex auf ihre Not und Anspannung, die sie endlich ablegen wollen. Wie ist mit solchen Voraussetzungen eine Entspannung zu erreichen, die man beiden wirklich wünschen würde?

Die Frau würde vermutlich sagen, dass dazu ein gemeinsames Kind nötig wäre. Realistisch eingeschätzt aber macht sie sich damit Illusionen. Zum einen sollte ein Kind nicht dazu da sein, die Wunden der Eltern zu besänftigen. Wie soll das Kind im Heranwachsen den eigenen Weg finden, wenn es mit diesem Auftrag ausgestattet ist? Zum anderen kann keine Beziehung dieser Welt das ungeschehen machen, was die Frau in ihrer Kindheit erfahren hat. Doch die Stärke, mit der sie sich gerade das ersehnt, zeigt, wie sehr sie unter ihrer seelischen Not leidet.

Auch der Mann würde dem Kind kein besserer Vater sein können. Sein Vermeidungsverhalten ist dazu angetan, das Kind in seiner Entwicklung letztlich allein zu lassen – und sei es »nur« auf der emotionalen Ebene. Bei seinen beiden Söhnen war ihm dies ja bereits passiert. Zudem bestünde die Gefahr, dass er – wie sein Vater – im Verbund mit der Mutter sein Kind drangsalieren würde.

Zugegeben, es handelt sich hier um ein drastisches Beispiel. Insbesondere die Kindheitsgeschichten beider rühren an, weil die Nöte des kleinen Mädchens und des kleinen Jungen sichtbar werden, die sie einst aushalten mussten. Und es lässt mich auch nicht kalt, wie sie nun als erwachsene Menschen bemüht sind, mit dieser Last umzugehen. Aber besonders wird dieses Beispiel allein deswegen, weil es im Zuge einer Paarberatung ans Licht gekommen ist und ich es hier schildern kann. Beide Partner sind gewiss keine auffälligen Menschen. Wenn Sie dem Paar begegnen würden, erschien es Ihnen als völlig normal: freundlich, aufgeschlossen, beruflich erfolgreich und reflektiert, was ihre Kindheit angeht. »Besonders«, vor allem im problematischen Sinn, sind sie nicht. Wir lernen in unseren Paarberatungen viele ähnliche Schicksale kennen.

Die Aufgabe, vor der dieses Paar steht, ist damit keine andere als die zahlloser Paare. Es geht um die Akzeptanz der eigenen Begrenzungen. Die Reifung der Persönlichkeit, von der ich sprach, liegt darin, von der Illusion Abschied zu nehmen, die eigene Seele könnte doch noch heil werden oder zumindest weniger schmerzen.

Stattdessen besteht die Aufgabe darin, sich der eigenen Verletzungen, aber auch der Möglichkeiten gewahr zu werden. Ich hatte das bereits als »echtes Selbstbewusstsein« beschrieben. Dieses nimmt die eigene Realität nüchtern wahr und übernimmt für sie Verantwortung.

Das Paar in unserem Beispiel ließe dann von der unerfüllbaren Sehnsucht ab, das Kind könnte die Seelen der Eltern heil machen. Diese Erkenntnis schmerzt sicher und ist mit Trauer verbunden. Doch zugleich könnten sie den Mut entwickeln, die bestehenden Möglichkeiten ihrer Persönlichkeiten und ihres Miteinanders umzusetzen. Für beide geht es also darum, die unaufhebbaren seelischen Schmerzen (Frau) und Ängste (Mann) anzunehmen und mit diesen ein Leben in Eigenrespekt und Selbstsorge zu führen. Dazu kann ihnen die Partnerschaft helfen und es wäre mehr, als ihnen in die Wiege gelegt wurde. Das ist die Reifung, die unabhängig von all dem möglich ist, was gelingt oder auch nicht gelingt. Und dafür können Partnerschaften eine große Hilfe sein. Gemeinsam ist es einfacher, auch wenn es letztlich um den jeweils eigenen Weg geht.

Es lohnt, die eigene Geschichte zu kennen

Ich habe dieses Buch über Partnerschaften und damit über eine besondere Beziehungsform geschrieben. Es handelt sich per Definition um das Miteinander erwachsener Menschen. In unserer Kultur sind dies in der Regel zwei Personen. Und diese entschließen sich in freier Entscheidung, gemeinsam eine auf Intimität ausgerichtete Beziehung zu führen. Intimität meint hier vor allem die innere Verbundenheit der Partner. Ich habe jedenfalls noch kein Paar kennengelernt, das sich das nicht wünscht – »eigentlich« zumindest.

Eine Partnerschaft muss nicht auf Familie ausgerichtet sein. Aber es geht in ihr von der Intention her um das erwachsene Miteinander. Das hatte ich bereits mit den Punkten »generative Aufgabe«, »Körperlichkeit«, »Sexualität«, »gegenseitige Lebensunterstützung« und »Sinngestaltung« beschrieben. Es handelt sich bei einer Partnerschaft um einen Vertrag, in den beide ihren Beitrag zum Miteinander einbringen und diesen vom anderen fordern.

Manches von dem, was Partnerschaften charakterisiert, findet sich auch in anderen Beziehungsformen. Das Besondere ist jedoch die Intensität, die in einer Partnerschaft angestrebt wird. Abgesehen von der ungleichgewichtigen Beziehungsform einer Eltern-Kind-Beziehung ist keine andere auf so eine Nähe und zumeist auch Alltäglichkeit ausgerichtet.

Die Intensität, die erhoffte Nähe und die Freiwilligkeit sind aber zugleich auch der Nährboden für die kindliche Ebene, die in einer Partnerschaft ebenfalls eine wichtige Rolle spielt. Diese betrifft all das, was wir unter den Themen von Liebe, Verliebtsein, Füreinanderdasein verhandeln. Sie umfasst, was gerade diese beiden Partner zusammenfinden lässt, was sie an Sehnsüchten aufeinander projizieren, was sie sich gegenseitig lieben und hassen lässt. Das habe ich in diesem Buch beschrieben.

Es ist nicht das, was gemeinhin unter Liebe verstanden wird. Und sicher gibt es zahlreiche Leser, die sich gegen meine Sichtweise wehren werden. Sie glauben, dass Liebe mehr sein *muss*. Irgendetwas Größeres, Grandioseres, Unbestimmteres. Aber ich bin sicher, dass die prägenden Beziehungserfahrungen unserer Kindheit unsere späteren Partnerschaften entscheidend beeinflussen. Sie bestimmen die Art und Weise, wie wir unser weiteres Leben führen, wie wir fühlen, denken und handeln.

Es handelt sich um unsere ersten Lebenserfahrungen. Deswegen sind sie so prägend. Wir haben es mit unseren Müttern zu tun, in und mit denen wir die ersten Monate unseres Lebens verbringen. Mit unseren Vätern, ohne die wir ebenso nicht wären. Von unseren Eltern sind wir in den ersten Jahren unmittelbar abhängig. Sie sind unser Lebensstart. Ergänzt werden sie durch unsere Geschwister und weitere Bezugspersonen der erwachsenen Welt. Aus diesen Erfahrungen bildet sich bereits im Kleinkindalter unsere Persönlichkeit, unser Charakter. Und mit diesem Fundament gestalten wir unser weiteres Leben, insbesondere unsere Partnerschaften.

Die Mechanismen, die ich in diesem Buch dargestellt habe, haben ihren Ursprung in der Kindheit: das eigene Grundthema und das Bewältigungsverhalten, das aus dem Grundthema resultiert. Aber auch die Sehnsucht nach Heilung (unrealistisch) und Reifung (realistisch) erwächst unmittelbar aus den frühkindlichen Erfahrungen. Sie sind der Kitt und die Sprengkraft in einer Partnerschaft, sie sind Chance und Risiko zugleich. Die verbreiteten Irrtümer über Partnerschaft liegen in den Mythen begründet, die wir uns über Liebe und Hass erzählen. Der eine Pol ist der Mythos von einer Liebe, die einfach so passiert. Der entgegengesetzte, aber ebenso häufige ist die Verschwörungsfantasie über einen Plan des Partners, der ganz rational dieses oder jenes tut, um der Partnerschaft zu schaden.

Partnerschaft ist aufgrund ihrer emotionalen Intensität eine besondere Beziehungsform. Deswegen verdient sie es auch in besonderer Weise, sich mit ihrer Bedeutung und ihren Mechanismen auseinanderzusetzen. Wer das nicht will, arbeitet aktiv an einem unglücklichen Leben.

Aber dennoch ist sie auch nicht so grundsätzlich von anderen Beziehungsformen unterschieden. Die Mechanismen, die eine Partnerschaft ausmachen, sind anderen Formen menschlichen Miteinanders nicht fremd. Sie treten dort vielleicht nicht so deutlich auf, werden nicht so zielgerichtet gesucht. Aber die in diesem Buch beschriebenen unbewussten Prozesse wirken auch im sonstigen

Leben. Sie lassen uns in vielerlei Konflikte geraten, Streitereien entfachen, persönliche wie gesellschaftliche Kriege führen. Auf der anderen Seite sind sie unser Potenzial. Denn sie gehören zu unserem Leben, zeugen vom Lebenswillen in unserer Kindheit und bergen die Chance für eine Reifung unserer Seele. Deswegen ist die Reflexion des eigenen Lebens und insbesondere der Kindheitsgeschichte wesentlich für eine bewusste, erwachsene Lebensführung. Und deswegen geht es in jeder Partnerschaft, wie in jeder anderen mitmenschlichen Beziehung um das eigene Leben, den eigenen Weg.

Literatur, auf die im Buch verwiesen wurde

[1] Matthias Stiehler: Partnerschaft ist einfach. Ein kleines Buch für ein gutes Leben. Verlag tredition Hamburg 2016

[2] Matthias Stiehler: Partnerschaft geht anders. Mit Paarberatung zu einem guten Miteinander. Verlag tredition Hamburg 2018

[3] Jürg Willi: »Die Zweierbeziehung«, Rowohlt Verlag Reinbek bei Hamburg 1975, S. 47ff.

[4] David Schnarch: Die leidenschaftliche Ehe. Die Rolle der Liebe in der Paartherapie. In: Jürg Willi, Bernhard Limacher (Hrsg.): Wenn die Liebe schwindet. Klett-Cotta Stuttgart 2005, S. 190

[5] Jürg Willi: »Die Zweierbeziehung«, S. 167

[6] Jürg Willi: »Die Zweierbeziehung«, S. 166

[7] Matthias Stiehler: Der Männerversteher. Verlag C. H. Beck 2010, S. 110

[8] Matthias Stiehler: Väterlos. Eine Gesellschaft in der Krise. Gütersloher Verlagshaus 2012

[9] Nancy Chodorow: Das Erbe der Mütter. Psychoanalyse und Soziologie der Geschlechter. Verlag Frauenoffensive München 1984

[10] Kai von Klitzing: Frühe Entwicklung im Längsschnitt: Von der Beziehungswelt der Eltern zur Vorstellungswelt des Kindes. Zeitschrift PSYCHE 2002 56(9-10), 863-887. Klett Cotta/Psychosozial-Verlag

[11] Sabine Bode: Die vergessene Generation (2004) / Kriegsenkel (2009) / Nachkriegskinder (2011) Klett-Cotta-Verlag Stuttgart

[12] Michael Lukas Möller: Die Wahrheit beginnt zu zweit. Das Paar im Gespräch. Rowohlt Taschenbuchverlag Reinbek bei Hamburg 1993

Matthias Stiehler

Partnerschaft ist einfach
Ein kleines Buch für ein gutes Leben

tredition Ahrensburg 2016
100 Seiten
Paperback   ISBN 978-3-7345-7223-4 €   7,99
Hardcover   ISBN 978-3-7345-7224-1 € 15,99
E-Book   ISBN 978-3-7345-7225-8 €   2,99

KaGeeMEstee Rec
Hörbuch   EAN 4061707526367 CD €   8,49
             Downloads abweichend

»Und das ist der eigentliche Schmerz einer Partnerschaft: Dass man in den Grenzen des anderen die eigenen Grenzen erkennt.«

»Partnerschaft ist einfach«
… klingt wie eine Provokation. Überall hört man von Streit, Schwierigkeiten und Trennungen. Dabei muss das Miteinander gar nicht so kompliziert sein.
Matthias Stiehler beschreibt in verständlicher und nachvollziehbarer Weise, wie Frauen und Männer sich das Leben erleichtern können, guten Sex haben und einander liebevoll begegnen.

www.partnerschaft-ist-einfach.de

Matthias Stiehler

Partnerschaft geht anders
Mit Paarberatung zu einem guten Miteinander

tredition Ahrensburg 2018
144 Seiten
Paperback   ISBN 978-3-7469-6069-2 €   9,50
Hardcover   ISBN 978-3-7469-6070-8 € 17,00
E-Book   ISBN 978-3-7469-6071-5 €   2,99

»*Merkmal einer guten Partnerschaft ist, dass sich beide in gegenseitiger Gastfreundschaft begegnen.*«

»Partnerschaft ist anders«
… ist ein ehrliches Buch. Es beschönigt nichts, zeigt Möglichkeiten, aber auch Grenzen von Paarberatung und Partnerschaft auf. Vor allem aber verdeutlicht es, dass auftretende Schwierigkeiten eine Chance für die Beziehung sind. Dafür dürfen sie nicht ignoriert oder auf die lange Bank geschoben werden. Das Buch ist ein Plädoyer dafür, sich rechtzeitig Hilfe zu suchen.

www.partnerschaft-ist-einfach.de

Matthias Stiehler

Ist Gott noch zu retten?
Woran wir glauben können

tredition Ahrensburg 2016
192 Seiten
Paperback   ISBN 978-3-7345-7434-4   €   9,50
Hardcover   ISBN 978-3-7345-7435-1   €   17,00
E-Book   ISBN 978-3-7345-7436-8   €   2,99

»Die Erlösung liegt in der Erkenntnis, dass es keine Erlösung gibt.«

Warum scheitert die menschliche Sehnsucht nach einer gerechten und friedlichen Welt wieder und wieder? Warum gelingt es bestenfalls, Ungerechtigkeit und Leid ein wenig zu verringern, aber nie wirklich zu besiegen? Warum bleibt die Erlösung der Welt seit Jahrtausenden aus, obwohl sie von den Religionen immer wieder versprochen wurde? Matthias Stiehler geht diesen grundlegenden Fragen unserer Existenz nach. Die Antwort findet er in der Entstehung des Christentums — allerdings in überraschender Weise.

Stiehler beschreibt den Abschied von der Illusion auf eine bessere Welt als den sinnvollen Weg auch in unserer Zeit zunehmender Gleichgültigkeit. Er eröffnet damit ein tiefes Verständnis menschlichen Lebens, das für Christen wie Nichtchristen nachvollziehbar ist.

www.ist-gott-noch-zu-retten.de

Matthias Stiehler

Der Männerversteher
Die neuen Leiden des starken Geschlechts

Verlag C.H. Beck München 2010
221 Seiten / Taschenbuch   € 12,95
ISBN 9783406605987

»Der Weg ist das Ziel – aber die Richtung muss stimmen.«

Der Männerforscher Matthias Stiehler setzt sich mit den gesellschaftlichen Vorstellungen und den Selbstbildern von Männern auseinander. Als zentrales Problem der gegenwärtigen Stellung des Mannes in unserer Gesellschaft beschreibt er das Fehlen eines positiven männlichen Selbstverständnisses. Daher entwickelt er einen Weg zu einer positiven Geschlechtsidentität für den Einzelnen, aber auch für die Wahrnehmung von Männern in der Gesellschaft. Das sieht er auch als Grundlage für ein gutes Miteinander von Frauen und Männern. Er fordert Männer auf, dafür Verantwortung zu übernehmen.

www.dermaennerversteher.de

Matthias Stiehler

Väterlos
Eine Gesellschaft in der Krise

Gütersloher Verlagshaus 2012
192 Seiten / gebunden mit Schutzumschlag
E-Book: € 15,99
Printausgabe nicht mehr lieferbar.

Vom Mangel an Väterlichkeit und den Konsequenzen für unsere Gesellschaft

Der Mangel an Väterlichkeit ist ein Problem unserer Gesellschaft. Prinzipienfestigkeit, Begrenzung, Partnerschaftsfähigkeit, Ehrlichkeit und Verantwortung – das sind Werte, die in weiten Teilen unserer Gesellschaft fehlen. Dabei wäre es notwendig, Väterlichkeit als komplementäres Gegenstück zu Mütterlichkeit zu entwickeln, um krisenhaften Entwicklungen wie zu geringe Geburtenzahlen, Schuldenkrise und hilfloser Politik entgegenzuwirken.

Der Männerforscher Matthias Stiehler beschreibt den »unväterlichen Vater« als ein zentrales Merkmal unserer Zeit. Welche Merkmale von Väterlichkeit es stattdessen in den Familien, aber auch in der Gesamtgesellschaft umzusetzen gilt, entwickelt Stiehler in diesem Buch.

www.vaeterlose-gesellschaft.de

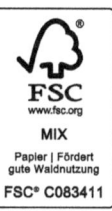

Zeitfracht Medien GmbH
Ferdinand-Jühlke-Straße 7
99095 Erfurt, Deutschland
produktsicherheit@kolibri360.de